皮肤没病
美美哒

黄青 / 著

U0273810

中国中医药出版社
·北京·

图书在版编目（CIP）数据

皮肤没病美美哒 / 黄青著 . —北京：中国中医药出版社，2019.4
ISBN 978 – 7 – 5132 – 5495 – 3

Ⅰ . ①皮⋯　Ⅱ . ①黄⋯　Ⅲ . ①皮肤病—防治　②皮肤—护理
Ⅳ . ① R751　② TS974.1

中国版本图书馆 CIP 数据核字（2019）第 039789 号

中国中医药出版社出版

北京市朝阳区北三环东路 28 号易亨大厦 16 层
邮政编码　100013
传真　010-64405750
河北新华第二印刷有限责任公司印刷
各地新华书店经销

开本 710×1000　1/16　印张 11.25　字数 133 千字
2019 年 4 月第 1 版　2019 年 4 月第 1 次印刷
书号　ISBN 978 – 7 – 5132 – 5495 – 3

定价　58.00 元
网址　www.cptcm.com

社 长 热 线　010-64405720
购 书 热 线　010-89535836
维 权 打 假　010-64405753

微信服务号　zgzyycbs
微商城网址　https://kdt.im/LIdUGr
官 方 微 博　http://e.weibo.com/cptcm
天猫旗舰店网址　https://zgzyycbs.tmall.com

如有印装质量问题请与本社出版部联系（010-64405510）

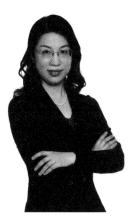

我是一名皮肤科医生，已经在这块面积1.5m²（人体的皮肤面积）的领域里奋斗了将近三十年，主要研究的是损容性皮肤病，也就是天天和有损面部健康美丽的疾病做斗争。这些疾病在医生看来并不是严重的疾病，要不了命，但是对患者心理造成的影响是绝对不容小觑的。

我的门诊病人经常会问我：大夫，您说我现在的脸用什么护肤品合适呢？以前能用的现在都用不了了呀？那时的我，无言以对，而且在与她们的交谈中，我深深地感受到她们的焦虑、自卑、无助。

以往的医学科普，重在教会病人如何防病，但是没有如何护理皮肤的内容。翻阅许多美妆杂志，发现刊载文章的作者都是一些没有任何医学背景的美容编辑、美容达人，唯独没有专业的皮肤科医生。这种连科普都算不上的杂志拥有大量的读者粉丝群，但是里面的文章水平真的是良莠不齐。后来我才发现，治疗皮肤病和皮肤护理完全是两个概念，会治疗皮肤病，不见得皮肤护理做得好。

用"知其然"也要"知其所以然"来形容我自己的成长历程，是再合适不过了。有很多女性朋友也有类似的经历，听说哪种美容产品特别好用，就迫不及待地买回来用，但是，好用在哪里，为什么好用，并不知道，当然是否适合自己，也只能是用了才知道，完全是被动的行为。后来我学会了看成分表，懂得了成分和肤感是护肤品的两个非常重要的不可分割的方面，这就是在不断的学习中完善自己、提高自己。

经过几年的不懈努力，也有着"不务正业"的纠结，我已经在皮肤护理方面有了小小收获，自己感觉能够以皮肤科医生的专业角度来看待皮肤护理和疾病预防。我也愿意把我的小小收获和广大的爱美女性分享，让更多的爱美女性懂得科学的护肤理念，做到在皮肤有问题时也能正确护肤，加速皮肤的痊愈。

祝所有的女人健康、美丽！

目 录

CONTENTS

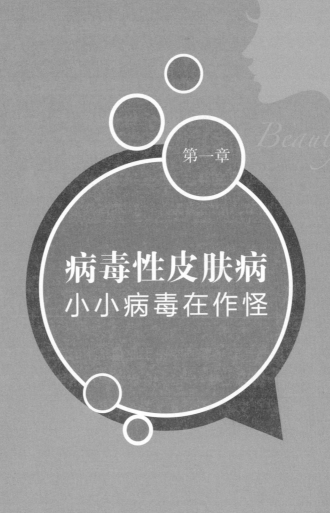

第一章

病毒性皮肤病
小小病毒在作怪

:: 单纯疱疹 ::

单纯疱疹是一种因感染单纯疱疹病毒而发生于皮肤黏膜交界处的急性疱疹性皮肤病。本病常在热病之后或高热过程中发生，表现为局限性簇集性小疱，好发于口唇、鼻孔周围及外生殖器等部位，亦可发生在口腔、咽部、结膜等处，往往先有灼热、轻度瘙痒，数小时可于局部出现红斑，红斑基础上出现针头大小、簇集性小丘疱疹或水疱，继而变成脓疱。数日后疱破，局部轻度糜烂，少量渗出，后逐渐干燥，结成淡黄色痂，1～2周痂皮脱落，皮损消失，一般不留瘢痕。

美美关键词　　劳累　上火

一、小故事

❶ 正在读高三的小陈同学由于面临升学的压力，平时学习非常辛苦，每天上晚自习到10点才能回宿舍，回到宿舍后还得继续挑灯夜读，最近由于学校又要组织模拟考，小陈更是紧张万分，经常熬夜到凌晨，平均每天就4～5个小时的睡眠时间，有一天早起照镜子的时候就发现自己的唇部周围长了好多小水疱，小陈以为是上火就没当回事，可是上完了一天课后他就发现自己的脸上和额头上布满了小水疱，于是赶紧去了医务室，医生诊断为疱疹病毒感染所引起的单纯疱疹。

❷ 王教授是一名大学老师，还有一年就要退休了，虽然学校已经减少了他的教学任务，但是他自己非常热爱教师这

个职业，每次都会非常认真地备课、讲课，积极地与学生交流沟通，有时候还会出差去外地讲课。为了响应给贫困山区儿童普及义务教育的号召，王教授去了贵州，从贵州讲课回来后，他就发现自己的嘴唇周围长了好多特别疼的小水疱，于是就去医院就诊，医生诊断为疱疹病毒感染引起的单纯疱疹。

二、中西医对本病的认识

1. 西医的认识

本病由单纯疱疹病毒（HSV）引起。HSV 为双链 DNA 病毒。依据病毒蛋白抗原性不同，可分为 I 型（HSV-1）和 II 型（HSV-2），HSV-1 型初发感染发生在儿童，通过接吻或公用餐具传播，主要引起生殖器以外皮肤黏膜及脑部感染；HSV-2 型初发感染主要见于成人，通过密切性接触传播，主要引起生殖器部位或新生儿感染。病毒侵入皮肤黏膜后，可先在局部增殖，形成初发感染，以后沿神经末梢上行至支配病损区域神经的神经节内并长期潜伏，当受到某种因素激惹后（如抵抗力下降），病毒可被激活并经神经轴索移行至神经末梢分布的上皮，表现为疱疹复发。两型间存在部分交叉免疫，但血液中存在的特异性抗体不能阻止复发。

单纯疱疹原发感染潜伏期为 2 ～ 12 天，平均 6 天，部分复发者可无原发感染症状。临床分为初发型和复发型，前者相对皮损范围广泛，自觉症状明显，病程稍长，不过病程一般为 1 ～ 2 周。

2. 中医的认识

中医称本病为"热疮"，因此病本于热盛，风气因而乘之，故谓之热疮。中医认为，外感风温热毒，阻于肺胃二经，蕴蒸皮肤而生；或由肝经湿热下注，阻于阴部而成疮；或因反复发作，热邪伤津，阴虚内热所致。发热、日晒、月经来潮、妊娠、肠胃功能障碍等常为诱发因素。

文献选录

《诸病源候论》曰："诸阳气在表，阳气盛则表热，因运动劳役，腠理则虚而开，为风邪所客，风热相搏，留于皮肤则生疮。初作瘭浆，黄汁出，风多则痒，热多则痛，血气乘之则多脓血，故名热疮也。"

《外科启玄》曰："妇人阴户内有疮，名阴疳，是肝经湿热所生，久而有虫作痒，腥臊臭。或因男子交女过之，此外肝经湿热，乃感疮毒之气。"

《圣济总录·热疮》曰："热疮本于热盛，风气因而乘之，故特谓之热疮。盖阳盛者表热，形劳则腠疏，表热腠疏，风邪得入，相搏于皮肤之间，血脉之内，聚而不散，故蕴结为疮。赤根白头，轻者瘭浆汁出，甚者腐为脓血，热少于风则痒，热盛于风则痛则肿。"

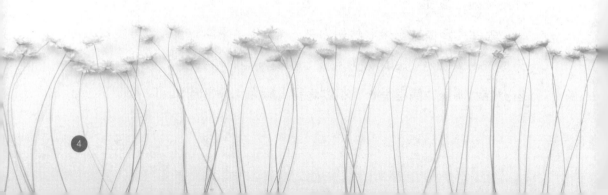

三、自己动手解决问题

1. 饮食

（1）饮食宜忌

平素饮食宜清淡，多吃新鲜的蔬菜、水果等。特别重要的是，一定要多喝白开水，不要把饮料当水喝。喝白开水通利小便可以带出体内的湿热，而喝饮料则会增加甜味及色素等食品添加剂的摄入，不利于体内代谢废物的排出。

忌食辛辣温热食物：酒、烟、生姜、辣椒、羊肉、牛肉及鱼腥海味，食后易助火生热。中医认为，本病本于热盛，故该病患者应忌食上述辛辣致热食品。

（2）食疗方

①鱼腥草：鱼腥草具有抗病毒的作用，且属于一味美味的蔬菜，味香辛，适宜病毒感染的人群使用。

②西红柿：含有丰富的维生素C，具有一定的抗病毒以及清除氧自由基的作用。

③天花粉30g，生薏苡仁100g，绿豆、大米各30g，白糖适量。前4味煮成粥，加白糖调味即可。每日1剂，分2次服用。具有清热解毒、润肺祛湿、抗病毒等作用。

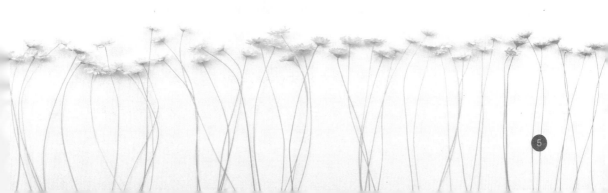

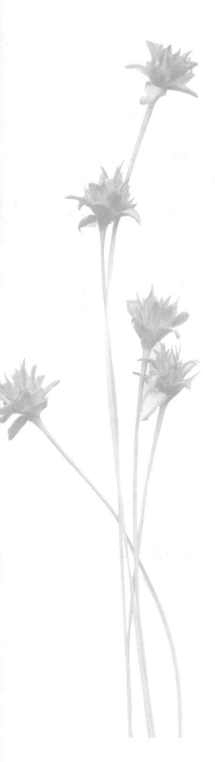

④雪梨、甘蔗、藕各等分，放入搅拌器中挤汁，饮用，每日1次。具有养阴清热、利咽凉血等功效。适用于阴虚内热型单纯疱疹者，常伴有口干唇燥、舌红、脉细数等症状。

⑤绿豆衣、金银花泡水代茶饮，每日1剂，可冲泡数次。金银花有清热解毒的功效，能抗炎、抗病毒，绿豆衣有清热利湿作用。

⑥马齿苋15g，沸水冲泡，代茶饮，每日1剂，可冲泡数次。马齿苋有清热解毒、凉血作用，能抗炎、抗病毒。

2. 外用调护法

（1）疱疹未破，用青黛散，水调或植物油调匀，涂于患处，早晚各一次。

（2）疱疹糜烂、渗液，选用具有清热解毒、燥湿功效的中药，可用板蓝根、马齿苋、黄柏、大青叶等各30g煎汤，放凉后湿敷患处，湿敷后薄涂青黛膏。

3. 安全小成药

（1）牛黄解毒丸：清热解毒，消肿止痛。原方用于咽喉肿痛、牙龈炎、目赤肿痛、口舌糜烂者。疱疹灼热刺痒、大便秘结者也可服用。口服，一次 1 丸，一日 2 ～ 3 次。

注意：孕妇禁用。

（2）知柏地黄丸：滋阴降火。原方用于潮热盗汗、耳鸣遗精、口干咽燥者。可用于阴虚内热型复发性疱疹，临床常见间歇发作、反复不愈，伴有口干唇燥，舌红，脉细数的患者。口服，一次 9g，一日 3 次。

（3）龙胆泻肝丸：清热利湿。原方用于肝胆湿热、头晕目赤、耳鸣耳聋、胁痛口苦者。可用于疱疹发于外阴，灼热痛痒，水疱易破糜烂，伴有发热，尿赤、尿频、尿痛等的患者。每次 5 ～ 9g，一日 2 次。

注意：本药寒凉，体弱及脾虚便溏者禁用。

四、医师箴言

1. 诊前注意事项

（1）对于发生在面部的疱疹，不要使用有遮瑕功效的化妆用品遮盖，以便于医生查看皮损的状况。

（2）注意皮损局部的清洁，不要抠痂，防止继发感染。

2. 如何谨遵医嘱

有时医生对于药物的建议用量与说明书不一样，因此医嘱非常重要。一般来说，医生会主动告知患者药物的用法，有的还会写在病历上，如果患者没有弄明白药物的用法，请一定询问医生，否则会直接影响疗效。

皮肤科医生的医嘱分以下几个部分：

（1）口服药：包括中药和西药

中药：如果是中药汤剂，请记下服用时间，饭后还是饭前？一天几次？温服还是放凉后服用？有没有送服的药引子（比如生姜）？女性月经期是否可以服药？

西药：一次几片？一日几次？是否和中药服用时间隔开？隔多久？

（2）外用药

注意涂药部位，面部和身体部位的用药通常有所不同，是厚涂还是薄涂？是否要揉搓至吸收？药物在皮肤上保留多久？如何清洗？

（3）饮食

包括忌口和适宜的食物，这是医嘱中很重要的一部分，作用地位甚至不低于用药，很多患者往往忽略这一部分，最终导致治疗效果不够理想。

3. 生活中的注意事项

（1）在日常的生活中，要避免直接接触患部，不要亲吻，不可共享餐具、毛巾、唇膏、口腔清洁用品、刮胡刀等日常生活用品。而对于接触过伤口的人员来说，一定记得洗手，以免病毒由双手向其他部位扩散。

（2）生殖器疱疹患者在发作期间，应避免各式性行为。而女性生殖器疱疹患者必须在停药后一年内没有再复发，才可以怀孕。研究指出，孕妇感染生殖器疱疹容易发生流产、早产或死胎的现象，若传染给胎儿的话，新生儿疱疹的死亡率更高达50%。

（3）精神上不要过于紧张，乐观的情绪可以帮助您尽早恢复健康。

:: 带状疱疹 ::

带状疱疹俗称"缠腰火丹""蛇串疮"等，是一种皮肤上出现成簇水疱，多呈带状分布，痛如火燎的急性疱疹性皮肤病。其特点是皮肤上出现红斑、水疱或丘疱疹，累累如串珠，排列成带状，沿一侧周围神经分布区出现，局部刺痛或伴淋巴结肿大。愈后可获得较持久的免疫，多数患者愈后很少复发，极少数患者可多次发病。好发于中老年人，老年人病情尤重。

本病有自限性，病程 2～3 周，水疱出现 1 周左右开始结痂，2 周脱落，遗留暂时性淡红斑或色素沉着，偶尔形成瘢痕及瘢痕疙瘩。皮疹消退 4 周后，神经痛仍持续存在者，称为疱疹后神经痛，多见于年迈、体质虚弱、有糖尿病及未及时治疗的患者。由于本病疼痛难忍，得病后需要休息，并且可以发生在颜面部，所以给患者的社交、生活、工作带来一定的负面影响。

美美关键词　　劳累　水疱　刺痛

一、小故事

❶ 李女士，平素身体健康，但就是性子急，易发脾气，几天前因琐事和家人争吵，当夜即感觉右侧下胸部疼痛，有针刺感，因疼痛轻微，患者没在意。第 2 日起，疼痛加重，而后相继起红斑及水疱，一堆一堆出现，从前胸蔓延到后背，剧烈疼痛，夜不能眠，严重影响日常生活，自行服用止疼药后疼痛无缓解。患者不思饮食，睡眠不好，经常会在夜间痛醒，甚至也

会有衣服摩擦时的疼痛。她情绪更加焦急，脾气暴躁，疼痛也越来越严重了。在丈夫的一再催促下，才去医院就诊，医生诊断为带状疱疹。

❷ 小刘，平时身体棒棒哒，几天前感冒后，于左前额出现红色小颗粒，并伴有针刺样疼痛，逐渐增多，形成水疱，且向头顶及左眼睑蔓延，左目红肿、流泪、视物不清，周围皮肤肿胀、灼热。不仅疼痛，而且影响美观，严重影响了她的日常生活及社交，患者情绪焦虑，身心俱惫。去社区医院就诊，诊断为：面部带状疱疹。

二、中西医对本病的认识

1. 西医的认识

本病由水痘－带状疱疹病毒（VZV）引起，VZV为人疱疹病毒3型，其抵抗力较弱，在干燥的痂内很快失去活性。该病毒具有嗜神经和皮肤的特性，人是其唯一宿主。

VZV初次感染经呼吸道黏膜或皮肤进入血液形成病毒血症，引起水痘或呈隐性感染；感染后病毒潜伏于神经后根或颅神经感觉神经的神经元内。在诱发因素（如恶性肿瘤、应用免疫抑制剂、放射治疗、外伤、疲劳等）导致机体免疫力下降时，潜伏的病毒被激活，并沿感觉神经轴索移行到该神经支配区段的皮肤内复制、增殖，使受累的神经和皮肤发生炎症，甚至坏死，导致皮肤出现水疱和产生神经痛。

2.中医的认识

中医称本病为"蛇串疮"，中医认为，由于情志内伤，肝气郁结，久而化火，肝经火毒蕴积，夹风邪上窜头面而发；或夹湿邪下注，发于阴部及下肢；火毒炽盛者多发于躯干。年老体弱者，常因血虚肝旺，湿热毒蕴，导致气血凝滞，经络阻塞不通，以致疼痛剧烈，病程迁延。总之，本病初期以湿热火毒为主，后期是正虚血瘀兼夹湿邪为患。

文献选录

《诸病源候论·甑带疮候》记载："甑带疮者，绕腰生……状如甑带，因以为名。"

《证治准绳·疡医》提出："或问绕腰生疮，累累如珠，何如？曰是名火带疮，亦名缠腰火丹。"

《诸病源候论·甑带疮候》提出："此亦风湿搏于血气所生。"认为本病的发生与风、湿邪气密切相关，病位在气血。

《外科正宗》提出："火丹者，心火妄动，三焦风热乘之。故发于肌肤之表，有干湿不同，红白之异。干者色红，形如云片，上起风粟，作痒发热，此属心、肝二经之火……湿者色多黄白，大小不等，流水作烂，又且多疼，此属脾、肺二经湿热……腰肋生之，肝火妄动，名曰缠腰火丹……"

《疮疡验全书·火腰带毒》云："火腰带毒，受在心肝二经，热毒伤心流于膀胱不行，留在皮肤，此是风毒也。"

《证治准绳》记载："心肾不交，肝火内炽，流入肌肤，缠于带脉，故如束带。"

《医宗金鉴·外科心法要诀》中说："缠腰火丹，此证俗名称蛇串疮，有干湿不同、红黄之异，皆如累累珠形，干者色红赤，形如云片，上起风粟，作痒发热，此属肝心二经风火，治宜龙胆泻肝汤；湿者色黄白，水疱大小不等，作烂流水，较干者多疼，此属脾肺二经湿热，治宜除湿胃苓汤；若腰生之，系肝火妄动，宜用柴胡清肝汤治之，其间小泡，用线针穿破，外用柏叶散敷之。"

三、自己动手解决问题

1. 饮食

（1）饮食宜忌

①平素饮食宜清淡：多吃新鲜的蔬菜、水果等。老年人应注意饮食的营养，多食豆制品，鱼、蛋、瘦肉等富含蛋白质的食品，使体格健壮，预防发生与本病有直接或间接关系的各种疾病。

②慎食肥甘油腻之品：肥肉、饴糖、牛奶及甘甜等食物，多具滋腻、肥甘壅塞之性，易使本病之湿热毒邪内蕴不达，病情缠绵不愈。

③忌食辛辣温热之品：酒、烟、生姜、辣椒、羊肉、牛肉及煎炸食物等辛辣温热之品，食后易助火生热。中医认为，本病为湿热火毒蕴结肌肤所生，故该病患者应忌食上述辛辣致热食品。

④慎食酸涩收敛之品：酸涩收敛之品有豌豆、芡实、石榴、芋头、菠菜等。中医认为，本病多属情志不畅，肝气郁结，久郁化火，复感毒

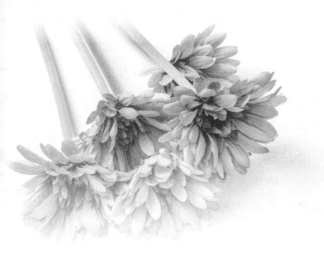

邪而致，故治疗应以行气活血祛瘀为主。而上述酸涩收敛之品，易使气血不通，邪毒不去，疼痛加剧。

（2）食疗方

①菱角粥：粳米100g，菱角500g，红糖100g。将菱角煮熟去壳取肉，切碎。粳米洗净加水煮至米粒开花时，放菱角，共煮成稠粥，加红糖调味，早餐食。功效：清热祛湿。

②马齿苋薏米粥：马齿苋、薏苡仁各30g，粳米20g，红糖适量。先将马齿苋、薏苡仁分别择洗干净，入砂锅加适量水，上旺火煮沸，后移至小火慢慢煮，加入淘洗净的粳米煮至熟烂成米汤状，熟后加入红糖调味即成。功效：解毒祛湿，适用于脾湿内蕴型带状疱疹。

③莲子赤豆茯苓羹：莲子、赤小豆、茯苓各30g，蜂蜜20g。先将莲子、赤小豆、茯苓分别拣杂洗净。将茯苓晒干或焙干，研成细末。莲子放入温开水中浸泡片刻，去皮及心，与淘净的赤小豆同放入砂锅，加水适量，大火煮沸后，改移小火煮至莲子、赤小豆熟烂如泥，边搅拌边调入茯苓细末，直至成羹，离火，趁温热加入蜂蜜，拌匀即成。早晚两

次分服。功效：对脾湿型尤为适宜。

④鱼腥草汤：鱼腥草干品30～50g（鲜品300g），洗净，入砂锅，加入适量水，上火煎汤20分钟，盛碗温服。每日一剂，分3次服，可连续服用3～7天。药理实验证明，鱼腥草可抑制各种致病菌及病毒，还有镇痛、止血、抑制浆液分泌、促进组织再生的作用，对带状疱疹出现水泡溃破、疼痛有良效。

2.外用调护法

（1）疱疹未破时，用青黛散，水调或植物油调匀，薄涂于患处，早晚各一次。

（2）疱疹糜烂、渗液时，选用具有清热解毒、燥湿的中药，可用板蓝根、马齿苋、黄柏、大青叶等各30g煎汤，放凉后湿敷患处，湿敷后薄涂青黛膏。

（3）鲜马齿苋30g，冰片3g。将马齿苋捣烂取汁与冰片混匀，外涂患处，有清热利湿之功。

（4）金钱草50g研为细末，用麻油调成稀糊，薄涂患处，有清热利湿之功。

3.安全小成药

（1）**牛黄解毒丸**：清热解毒，消肿止痛。原方用于咽喉肿痛、牙龈炎、目赤肿痛、口舌糜烂等症。疱疹灼热刺痒、大便秘结者可服用。口服，一次1丸，一日2～3次。

注意：孕妇禁用。

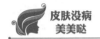
（2）龙胆泻肝丸：清热利湿。原方用于肝胆湿热、头晕目赤、耳鸣耳聋、胁痛口苦等症。可用于带状疱疹灼热痛痒，水疱易破糜烂；伴有发热，尿赤、尿频、尿痛等。每次5～9g，一日2次。

注意：本药寒凉，体弱及脾虚便溏者禁用。

四、医师箴言

1. 诊前注意事项

注意皮损局部的清洁，不要抠痂，防止继发感染。

2. 如何谨遵医嘱

有时医生对于药物的建议用量与说明书不一样，因此医嘱非常重要。一般来说，医生会主动告知患者药物的用法，有的还会写在病历上，如果患者没有弄明白药物的用法，请一定询问医生，否则会直接影响疗效。

皮肤科医生的医嘱分以下几个部分：

（1）口服药：包括中药和西药

中药：如果是中药汤剂，请记下服用时间，饭后还是饭前？一天几次？温服还是放凉后服用？有没有送服的药引子（比如生姜）？女性月经期是否影响服药？

西药：一次几片？一日几次？是否和中药服用时间隔开？隔多久？

（2）外用药

注意涂药部位，面部和身体部位的用药通常有所不同，是厚涂还是薄涂？是否要揉搓至吸收？药物在皮肤上保留多久？如何清洗？

（3）饮食

包括忌口和适宜的食物，这是医嘱中很重要的一部分，作用地位甚至不低于用药，但很多患者往往忽略这一部分，最终导致治疗效果不够理想。

3. 生活中的注意事项

（1）多休息，食用易消化的食物和饮用足量的水。

（2）预防继发细菌感染。不要自行挑破水疱，不要搔抓患处，避免水疱破裂感染。

（3）精神上不要过于紧张，乐观的情绪可以帮助您尽早恢复健康。

（4）疱疹未结痂则暂时不要洗澡，结痂后可以短时淋浴，不要搓洗痂皮，以免意外脱落，影响痂下新生皮肤的生长。

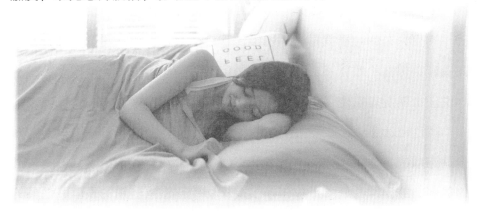

4. 如何预防此病

（1）增强体质，提高抗病能力

中老年人及白领久坐人群，应坚持适当的户外活动或参加体育运动，以增强体质，提高机体抵御疾病的能力。

（2）预防感染

感染是诱发本病的原因之一。老年患者应预防各种疾病的感染，尤其是在春秋季节，寒暖交替，要适时增减衣物，避免受寒引起上呼吸道感染。此外，口腔、鼻腔的炎症应积极给予治疗。

（3）增进营养

老年人应注意饮食的营养，平时多食豆制品、鱼、蛋、瘦肉等富含动物蛋白和植物蛋白的食物及新鲜的瓜果蔬菜，使体格健壮，预防发生与本病有直接或间接关系的各种疾病。

5. 警惕谣言，避免误区

（1）"缠腰龙"绕腰一周，患者就会死亡

带状疱疹是不会绕腰一周的。带状疱疹侵袭的是神经，而人体的神经是单侧分布的，也就是说，如果带状疱疹起初发生在右侧，并开始单向蔓延，那么一般就不会绕到身体左侧去，既然不能绕腰一周，那么这种说法也就不攻自破了。

虽然带状疱疹不会绕腰一周，但在严重时病毒可侵入血液，造成播散性带状疱疹，即在全身多个部位发生，这种情况一般见于艾滋病、肿瘤患者，或因肿瘤而接受放化疗，及长期使用激素药物的人群，他们的免疫力极度低下，因此难以抗击病毒并自我修复。另外，如果带状疱疹发生在头面部，病毒侵袭了耳后膝状神经节，就可能造成外耳道肿痛，甚至面瘫，如果侵袭了三叉神经，则可能造成剧烈疼痛，还可能影响视力。

（2）水疱需要挑破，放出水才会好

有一位患者得了腰部带状疱疹，自己用缝衣针把腰部所有水疱都挑破了，并且把水疱的疱壁都撕掉了，以为这样清除了病损，疾病会好得快。毋庸置疑，这是一种极其错误的做法。带状疱疹的痊愈过程就是水疱吸收结痂，痂掉，并且疼痛消失。病程中出现的水疱，一般是可以自行吸收的，吸收后自然就会结痂，这时结痂部位注意不要接触到水，否则容易发生感染；如果水疱的疱壁破损，那么水疱底的创面就会暴露，此时会增加感染的危险，所以说尽量不要弄掉水疱的疱壁。如果水疱较大，直径超过1cm，称之为大疱，此时疱液难以自行吸收，需要在医院由专业人员挑破疱壁，挤压出疱液，消毒，这时疱壁很快就会结成痂，在痂下会生长新的表皮，新表皮长好后痂就会脱落。

6. 如何尽快消除色素沉着

带状疱疹的结痂脱落后，在脱痂的部位会有淡红色的新生表皮，但会很快变成暗红色，此时可以洗浴，但注意不要使劲搓擦掉痂的地方，以免表皮受到反复刺激产生更多的色素沉着。正确的做法是用40℃的温水淋浴，掉痂的地方尽量不用浴液和香皂等清洁用品，浴后使用润肤露涂在表皮上，轻柔按摩吸收。也可以使用积雪苷软膏或多磺酸黏多糖乳膏，可以起到加速色素代谢、加快色素沉着消退的目的。

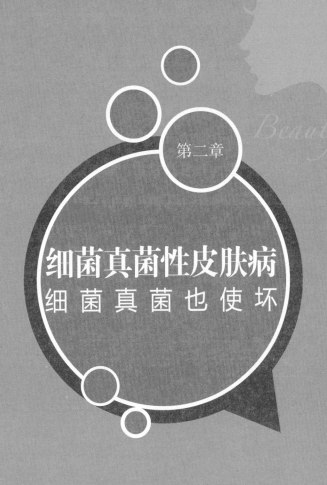

第二章

细菌真菌性皮肤病
细菌真菌也使坏

:: 丹　毒 ::

丹毒是常见的急性感染性皮肤病，表现为起病突然，恶寒发热，局部皮肤忽然变为红色，焮热肿胀，边界清楚，迅速扩大，数日内可逐渐痊愈，但容易复发。根据其发病部位的不同又有不同的病名，如生于躯干部位者，称内发丹毒；发于头面部者，称抱头火丹；发于小腿足部者，称流火；新生儿多生于臀部，称赤游丹毒。本病西医也称丹毒，由于在临床上表现不同，因而有各种名称。如在红斑肿胀处发生水疱者，称为水疱性丹毒；形成脓疱者，称为脓疱性丹毒；患部皮肤迅速变紫黑而发生坏疽者，称为坏疽性丹毒；在原发部位反复发生者，称为复发性丹毒。长期反复发作，可引起淋巴管闭塞而形成慢性淋巴水肿，发生于小腿者称为象皮腿。

美美关键词　　　劳　累

一、小故事

❶ 小周，28岁，在一家化工厂工作，某天下班回家，发现自己右小腿外侧有一块皮肤变红，大概有自己的巴掌大小，又热又痛，边界清楚，小周以为是自己接触了某种化学品引起的，于是就向单位请了几天假，想在家休息几天。可是没想到，才过了一天，皮肤发红的面积就迅速扩大了一倍，而且疼痛也比之前加重了很多，有时还冷的打哆嗦，一量体温，竟然高达39℃。小周吓坏了，赶紧去附近医院就诊，皮肤科医生诊断为丹毒。

❷ 小李，14 岁，初二，放暑假期间小李白天就和同学们出去玩，饿了就吃路边摊，渴了就买饮料喝，晚上的休闲方式就是打游戏，通常都会打到午夜零点以后，反正第二天不用早起，顺便连吃早饭都省了，总之生活极其不规律。在开学前一周，小李的奶奶就发现孙子的脸颊有一块皮肤变红了，还有点肿起来，小李说没什么感觉，于是大家都没在意，可是过了几天，小李就觉得自己的脸部非常疼，再一看，只见那块变红的皮肤已经高高肿起，而且摸上去热，轻轻一碰就痛，小李的奶奶赶紧带着孙子去医院，医生诊断小李得了丹毒。

二、中西医对本病的认识

1. 西医的认识

西医认为丹毒是一种累及真皮浅层淋巴管的感染，主要致病菌为 A 组 β 溶血性链球菌。诱发因素为手术伤口或鼻孔、外耳道、耳垂下方、肛门、阴茎和趾间的裂隙。皮肤的任何炎症，尤其是有皲裂或溃疡的炎症为致病菌提供了侵入的途径。轻度擦伤或搔抓、头部以外损伤、不清洁的脐带结扎、预防接种和慢性小腿溃疡均可能导致此病。致病菌可潜伏于淋巴管内，引起复发。

丹毒有潜伏期，一般为 2～5 天。前驱症状有突然发热、寒战、不适和恶心。数小时到 1 天后出现红斑，并进行性扩大，界限清楚。患处皮温高、紧张，并出现硬结和非凹陷性水肿，受累部位有触痛、灼痛，常见近处淋巴结肿大，伴或不伴淋巴结炎。也可出现脓疱、水疱或小面积的出血性坏死。好发于小腿、颜面部。

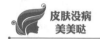
丹毒的复发可引起持续性局部淋巴水肿，最后结果是永久性肥厚性纤维化，称为慢性链球菌性淋巴水肿。乳腺癌患者腋部淋巴结清扫术后由于淋巴循环淤滞，也易反复患丹毒。

2. 中医的认识

中医认为本病总由血热火毒为患。素体血分有热，或在肌肤破损处（如鼻腔黏膜、耳道皮肤或头皮等破伤，脚湿气糜烂，毒虫咬伤，臁疮等）有湿热火毒之邪乘隙侵入，遇阻肌肤而发。凡发于头面部者，多夹风热；发于胸腹腰胯部者，多夹肝郁脾火；发于下肢者，多夹湿热；发于新生儿者，多由胎热火毒所致。发病急骤，初起往往有恶寒发热、头痛骨楚、胃纳不香、便秘溲赤、苔薄白或薄黄、舌质红、脉洪数或滑数等全身症状。继则局部皮肤见小片红斑，迅速蔓延成大片鲜红斑，边界清楚，略高出皮肤表面，压之皮肤红色减退，放手后立即恢复。若因热毒炽盛而显现紫斑时，则压之不退。患部皮肤肿胀，表面紧张光亮，摸之灼手，触痛明显。一般预后良好，约经 5 ～ 6 天后逐渐消退，皮肤颜色由鲜红转为暗红及棕黄色，脱屑而愈。病情严重者，红肿处可伴发紫癜、瘀点、瘀斑、水疱或血疱，偶有化脓或皮肤坏死。亦有一边消退，一边发展，连续不断，缠绵数周者。

抱头火丹如由于鼻部破损引起者，先发于鼻额，再见两眼睑肿胀不能开视；如由于耳部破损引起者，先肿于耳之上下前后，再肿及头角；如由于头皮破损引起者，先肿于头额，次肿及项部。流火多由于趾间皮肤破损引起，先肿于小腿，也可延及大腿，愈后容易复发，常因反复发作，下肢皮肤肿胀、粗糙增厚而形成大角风。新生儿赤游丹毒，常游走不定，多有皮肤坏死，全身症状严重。

本病若出现红肿斑片由四肢或头面向胸腹蔓延者，属逆证。新生儿及年老体弱者，若火毒炽盛易导致毒邪内攻，出现壮热烦躁、神昏谵语、恶心呕吐等全身症状，甚则危及生命。

文献选录

《素问·至真要大论》："少阳司天，客胜则丹胗外发，及为丹燥、疮疡。"

《诸病源候论》："丹者，人身体忽然掀热，如丹涂之状，故为之丹。或发手足，或发腹上，如手掌大，皆风热恶毒所为；重者，亦有疽之类，不急治则痛不可甚。"

《太平圣惠方》："夫一切丹毒者，为人身体，忽然变赤如丹之状，故谓之丹毒也。或发手足，或发腹上，如手数升。"

《医宗金鉴》："胎惊丹毒面初生，形如水痘根微红，时出时隐延颈项，继发丹毒赤游同。"

《外科大成》："丹毒者，为肌表忽然变赤如丹涂之状也。经曰：少阴司天，客胜则丹胗外发，及为丹燥，然二症亦有红白、干湿、痒痛之殊，故用药则分表里、补泻之异，如色赤而干，发热作痛者，为丹毒，属肝心之火，宜化斑解毒汤；色白而湿烂，流黄水，痒痛不时者，为风丹，属脾肺湿热，宜除湿胃苓汤；痒而搔之起块，成饼成片，皮色不变者，为冷膜，故天阴则剧，风中亦剧，晴暖则减，身暖则瘥，由风邪外袭，热郁于肌肤也，宜藿香正气散发之，外以枳壳煎汤浴之，忌用风药。再如丹毒，由胃气虚极致令虚火游行于外者，又宜补以降

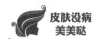
之，用人参五钱，当归、白术各一钱五分，水煎服之。又如女子十五岁而经脉未通者，多发丹疹，此由血有风热乘之也，治宜凉血，虚则补之，慎投风药。"

三、自己动手解决问题

1. 饮食

（1）饮食宜忌

饮食宜清淡，宜食性味偏凉及凉血解毒的食物，如绿豆、粳米、黄瓜、苦瓜、马齿苋、绿茶等。忌食牛肉、羊肉、猪头肉等油腻及辛辣食品。

①风热毒蕴型：宜食疏风清热解毒之品，如绿豆、梨、西瓜、百合、苦瓜等。

②肝脾湿火型：宜食清热解毒之品，如冬瓜、大白菜、白萝卜、凉瓜等。

③湿热毒蕴型：宜食清热利湿之品，如西瓜、扁豆、冬瓜汤、赤小豆等。

④胎火蕴毒型：宜食清热凉血之品，如芹菜汁、丝瓜汁、荸荠汁等。

（2）食疗方

①三鲜冬瓜汤：冬瓜400g，水发冬菇40g，西红柿50g，熟笋40g，绿叶菜50g，面筋50g。经过加工的冬菇、熟笋、冬瓜分别切成5cm长的片，西红柿洗净与面筋均切成3cm长的块，绿叶菜洗净，也

切成相应的片待用，汤锅内放入花生油，置旺火上烧热，放入鲜汤、冬菇片、笋片、冬瓜片、西红柿。待汤开后，放入绿叶菜及调料即可。具有清暑解热，去湿利尿的作用。

②丝瓜粥：丝瓜 150g，大米 100g。将丝瓜洗净，切片；大米淘洗干净，备用。锅内加水适量，放入大米煮粥，八成熟时加入丝瓜片，再煮至粥熟即成。丝瓜性凉，味甘，有凉血解毒、清热益颜、通经活络、通利二便等功效，可用于治疗热病烦渴、肠风痔漏、疔疮痈肿、血淋尿血、咳嗽痰壅等病证。

③赤小豆山药粥：赤小豆 30g，山药 30g，大米 50g，白糖 10g。把赤小豆去杂质，洗净；山药用清水润透，切 3cm 见方的薄片；大米淘洗干净。把赤小豆、大米、山药、白糖同放锅内，加水 600mL。把锅置武火上烧沸，再用文火炖煮 50 分

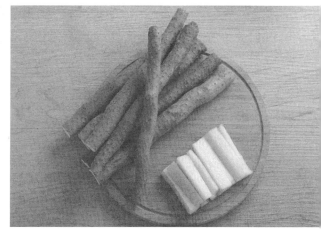

钟即成。具有清热利湿、健脾和胃、利水消肿的作用。

④鲜藕粥：鲜老藕 250g，粳米 100g，红糖适量。将鲜老藕洗净，切成小丁；粳米淘洗净待用。将粳米、藕同放锅内，加水适量，煮成粥。加入适量红糖。具有健脾、开胃、止泻的作用。

⑤木棉三花饮：干木棉花瓣 10g，金银花 6g，白菊花 6g。将木棉花瓣、金银花和白菊花洗净加水煮沸，还可加点冰糖，代茶饮。具有清热解毒凉血的作用。木棉花、金银花和白菊花都有清热作用，木棉花清热凉血，金银花清热解毒，白菊花清肝明目，三者合用更增加清热凉血

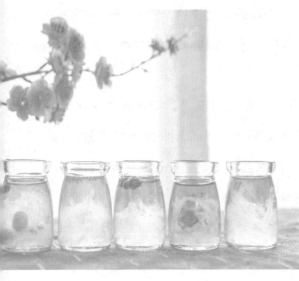

的作用。

⑥金银花茶：金银花6g，绿茶3g。将金银花和绿茶置于茶杯中，用150mL开水冲泡5～10分钟即可饮用，至茶味变淡为止。具有清热、解毒、抗菌、增强免疫力的作用。

⑦金银甘茶：金银花5g，甘草3g，绿茶3g。用200mL开水冲泡5～10分钟即可。具有清热凉血、调和胃气的作用。主治疮疡、热病、咽喉肿痛等病症。

⑧银翘茶：金银花6g，连翘3g，绿茶5g。用200mL开水冲泡10分钟即可。具有清热透邪的作用。可用于治疗外感发热、炎症、疮疡等病症。

2. 外用调护法

急性丹毒可用如意金黄膏30g、化毒散1.5g混匀以凉茶水调敷，也可用新鲜白菜帮或鲜马齿苋或绿豆芽洗净捣烂，调药外敷。慢性丹毒，局部肿胀，皮肤潮红，可用芙蓉膏、紫色消肿膏。急性炎症消退后局部仍肿硬者可用铁箍散膏。

3. 安全小成药

（1）连翘败毒丸：清热解毒，消肿止痛。用于疮疖溃烂、丹毒、疱疹、疥癣痛痒等症。丹毒皮损红肿疼痛、大便秘结者可服用。每次9g，一日 1 次。

注意：服药后出现消化道反应，恶心呕吐、腹痛腹泻应立即停止用药。

（2）活血消炎丸：活血止痛，解毒消痈。用于治疗热毒炽盛所致的丹毒、痈疽。温黄酒或温开水送服，一次 3g，一日 2 次。

（3）小败毒膏：清热解毒，消肿止痛。用于湿热蕴结、热毒壅盛引起的丹毒，红肿疼痛，大便燥结。每次 10 ～ 20g，一日 2 次。

注意：妇女月经期忌用。

（4）养血荣筋丸：养血荣筋，祛风通络。主治陈旧性跌打损伤，症见筋骨疼痛、肢体麻木、肌肉萎缩、关节不利。可用于丹毒后期所致的肝肾不足、气血亏虚。口服，一次 1 ～ 2 丸，一日 2 次。

注意：孕妇禁用。

（5）大黄䗪虫丸：活血破瘀，通经消痞。主治瘀血内停、腹部肿块、肌肤甲错、目眶黯黑、潮热羸瘦、经闭不行。可用于丹毒日久，热毒灼血成瘀。口服，一次 1 ～ 2 丸，一日 1 ～ 2 次。

注意：若出现皮肤过敏者停用。孕妇禁用。

四、医师箴言

1. 诊前注意事项

（1）禁止患者去不正规的医院或药店自购药物涂抹患处，必须去正规医院皮肤科就诊，禁止用热水烫洗患处。

（2）如果皮损反复出现，时起时消，时轻时重，建议在皮损变化时用手机拍下照片，光线要充足，不同角度、不同距离的多拍几张，便于协助医生了解病情的变化。

2. 治疗过程中的密切配合

（1）注意外用药的用法

初期时外用药一般和口服药一起使用，可以加强疗效，到了后期可以单独使用外用药来巩固疗程。

注意涂药部位，一般面部和身体部位的用药通常有所不同，面部一般使用对皮肤刺激性较小的药物，而躯干部位皮肤较厚，外用药物均可使用。西医的外用药一般含有较强的刺激性，所以我们可以酌情选择某些中药的外用制剂。

（2）如何判断治疗是否有效

皮损范围较小的，疗程会相对短些；皮损范围非常大的，疗程会相对长些。

皮损的消退分为两种情况，一种是缩小，然后消退；另一种是继续扩大，然后消退。无论出现以上哪种情况，都是病情发生变化，是痊愈的必经阶段，关键是后续皮损的范围缩小，消退时间缩短。

对于丹毒的治疗，有些人会快些，有些人会慢些，这都是正常的，因为每个人的体质和对药物的敏感程度都不一样，一般年轻人恢复的较快，而中老年人恢复的较慢，而且还要注意并发症的发生。一般丹毒需要连续治疗至少 2 周才会有治愈的可能性，而且丹毒在治愈后特别容易复发，所以一定要坚持完成一段时间的疗程治疗。

3. 预防与调护

（1）患者应卧床休息，多饮水，禁忌一切发物、助湿食品及酒类、辛辣物，日常饮食以清淡为主，如牛、羊肉及海鲜等偏热的食物及辛辣的食物在发病时都不能吃。床边隔离。

（2）下肢丹毒患者，平时应注意尽可能抬高患肢 30° ～ 40°。

（3）有肌肤破损者，应及时治疗，以免感染毒邪而发病。因脚湿气导致下肢复发性丹毒者，应彻底治愈脚湿气，可减少复发。

（4）加强个人防护，防止外伤。

（5）多休息，不要过于疲劳。过度劳累，能耗伤人体的气血，使机体抵抗能力下降。应劳逸结合，加强体育锻炼，提高机体的抗病能力。

（6）在发病期间要戒烟、戒酒。要保持良好的卫生习惯，为防止接触性传染，不与家人共用洁具，每天要用温水洗脚，切忌用太热的水烫脚，保持下肢清洁卫生，应勤晒袜子，有条件者可以经常更换鞋袜。

（7）在全身和局部症状消失后，尚须继续用药数日，不宜过早停药，以防复发。

（8）本病痊愈后，往往在原发部位有反复再发的倾向，应保护原发部位，防止意外撞伤、虫叮、蚊咬或用力搔抓。

:: 手足癣 ::

　　手足癣是由致病性的皮肤丝状真菌侵犯手足部位引起的皮肤病。手癣是发生在手掌和指间的皮肤癣菌感染，也可波及手背；足癣主要发生在足跖部及趾间，也可延及足背和踝部。据相关统计调查，手癣发病率约为2.16%，足癣为36.7%，是发病率最高的癣病，在我国手、足癣发病率以东南沿海各省最高，某些地区成人手足癣的发病率高达50%以上，江淮地区次之，黄河以北地区气候寒冷干燥，发病率最低。手足癣产生的水疱、瘙痒、渗液、脱屑等症状，给患者的工作、生活、社交等带来了一定的负面影响。

 美美关键词　　护手足　　防复发

一、小故事

　　❶ 小孙，每当春暖花开万物复苏的季节，就会感到脚丫子也开始痒痒了，脱下袜子一看：哇，不得了，脚趾缝红红的、白白的、潮潮的，还有小水疱和脱皮。猛然一醒悟，记起来了，前几年也有这种情况，这是脚气病又复发了。只不过去年仅在脚痒时简单用了些治脚气的外用药，瘙痒不明显对生活无影响时，就将药物搁置一旁。如此反复几年。

　　❷ 赵姨，每次出差，为了方便，即使宾馆没有一次性拖鞋，也会用其公用拖鞋和毛巾，本来以为偶尔使用没有关系，可不久就发现左足底干燥、脱屑，并且发痒，开始认为是长期行走过多，足部容易出汗所导致的，也未予特殊治疗。以后足部干

燥硬皮更加厉害，袜子上、床单上都有碎屑，并且瘙痒程度也加重了，于是去当地医院就诊，诊断为"湿疹"，口服药和外用药并用，可是病情没有好转，逐渐发展到两只脚都出现干燥脱屑。再后来发现左手也开始瘙痒、脱屑，她的情绪更加焦躁了。

二、中西医对本病的认识

1. 西医的认识

手足癣的发病主要由真菌引起，多为红色毛癣菌、须癣毛癣菌、石膏样毛癣菌、絮状表皮癣菌等感染所致，主要为红色毛癣菌。多发于湿热气候，与密切接触传染源有关。另外，由于掌、跖表皮细胞更替时间长、角质层厚、汗腺多，又无皮脂腺，且双足经常穿着鞋袜，密不透风，汗液蒸发困难，使之局部温度高、湿度大，角质层常被浸渍变软，表皮酸碱度改变，遂为真菌生长创造了良好条件。加之个人卫生习惯不良，接触患者的鞋袜、手套，共用拖鞋、毛巾和浴巾等，则很容易被感染。手癣多由足癣感染而来。

皮损可分为水疱型、糜烂型、角化脱屑型。

2. 中医的认识

中医称手癣为"鹅掌风"，称足癣为"脚湿气""田螺疱""臭田螺"等。

中医认为本病多因外感湿热之毒凝聚皮肤，或由相互接触毒邪感染而成，甚则因气血不畅、皮肤失养，或由足气之湿毒染发。其病位在肌

肤，与肺、脾、胃有关；其病性有虚、实两端，实在风、湿、热，虚在血虚。

手癣是由手部外感风湿热之邪，蕴积生虫，侵害皮肤所致。足癣主要是由于风湿热下注足部，蕴积生虫，侵害皮肤所致。久居湿地、水中工作、水湿浸渍者尤甚；穿胶鞋、球鞋或塑料鞋，因闷热和潮湿亦容易得病；公用的足盆、拖鞋为主要的传染源。

文献选录

《外科正宗》云："鹅掌风由足阳明胃经火热、血燥，外受寒凉所凝，致皮枯槁……，初起紫斑白点，久则皮肤枯厚，破裂不已。"

《医宗金鉴》云："此证生于手掌心……又兼血燥，复受风毒，凝滞而成。初起紫白斑点，叠起白皮，坚硬且厚，干枯燥裂，延及遍手。"

《医宗金鉴·外科心法》曰："臭田螺，此证由胃经湿热下注而生。脚丫破烂，其患甚小，其痒搓之不能解，必搓至皮烂，津腥臭水觉痛时，其痒方止。次日仍痒，经年不愈，极其缠绵。"

《医宗金鉴》云："此证多生足掌而手掌罕见。由脾经湿热下注，外寒闭塞；或因热体涉水，湿冷之气蒸郁而成。初生形如豆粒，黄疱闷胀，硬疼不能着地，连生数疱，皮厚难于自破……成片湿烂，甚则足跗俱肿，寒热往来。"

三、自己动手解决问题

1. 饮食

饮食宜忌：饮食宜清淡，多吃富含蛋白质、维生素及无机盐的食物。治疗期间，应少吃辛辣刺激、肥腻食品及腥膻发物等。食物应选用能疏风清热、祛湿杀虫之品，例如马齿苋、米醋、大蒜、石榴、荸荠、桃子、无花果等。

2. 外用调护法

（1）手足癣浸泡方

①苦参、大蒜、石榴皮各 30g，使君子、威灵仙各 20g，食醋 100mL。各味入锅，浸泡 48 小时后，用文火煮沸，去渣取汁，冷却待用。临睡前，以醋浸液浸泡患处，每日 1 次，每次泡 15～20 分钟，连用 7 日为 1 个疗程。此方具有敛湿解毒、杀虫止痒等作用，适用于鳞屑角化型手足癣。

注意：浸泡后当晚忌接触洗涤剂等。

②藿香 18g，苦参、土槿皮各 15g，黄柏、大风子、花椒各 10g，明矾 12g，甘草 6g，米醋 500mL。前 8 味放入米醋中浸泡 24 小时，再入锅并加入少量清水煎沸待温，取药汁，放入塑料袋内，将患病手足伸入袋中并扎紧袋口，浸泡 4～6 小时即可，一般隔日晚间浸泡 1 次，连用 5 天为一个疗程，用药期间不洗手足。此方具有清热燥湿、解毒杀虫、收敛止痒等作用。适用于鳞屑角化型手足癣。

③苦参 30g，苍耳子 24g，黄柏 18g，蛇床子 15g，明矾 12g，花椒 9g。各味入锅，加水 1000mL，煎煮至 700mL 左右，取汁入盆，

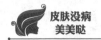

再加温水半盆，患手或患足浸泡 20 分钟左右，用干布擦干，每晚一次。此方具有清热燥湿、杀虫止痒等作用，适用于各型手足癣。

（2）简便涂擦方

①取鲜绞股蓝茎叶 30 ～ 90g，洗净，揉出浸汁，涂擦患处，每日 3 ～ 5 次，用至症状消失。

②取鲜仙人掌适量，拔去刺，洗净、捣烂，用干净纱布绞取汁水，备用，使用时涂擦患处，每日 2 ～ 3 次，一般在用汁 5 ～ 7 次后治愈。

3. 安全小成药

（1）藿香正气水：先用温开水或淡盐水洗净患处，擦干。以棉签蘸本品涂于患处，至少保持 2 小时，每日 1 ～ 2 次。对起疱流黄水者，涂药 4 ～ 8 小时内水疱逐渐消失，12 小时渐变为干皮脱落。

（2）冰硼散：每晚洗净患处，擦干，于患处敷冰硼散 2mm 厚，然后穿上干净袜子，翌晨可复用一次，若有小水疱，可先刺破再敷药。

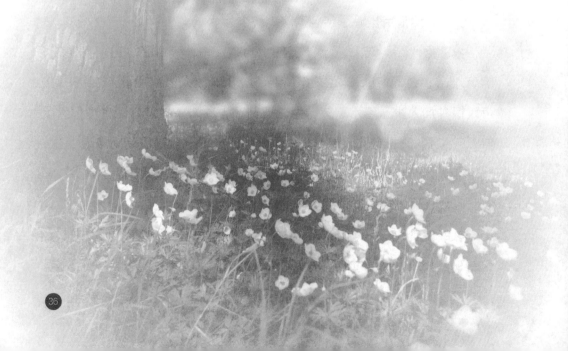

四、医师箴言

1. 诊前注意事项

（1）就诊时须穿宽松的衣裤，不但省时省力，还能适度保护自己的隐私，一举两得。

（2）如就诊前已在药店或其他医院购买了一些药物，就诊时最好全部携带，可方便医生的用药选择。

（3）有的手足癣经过外用药膏药水后外观变化很大，和刚发时的表现完全不同，给医生的诊断增加难度。可在皮疹发作时和用药前用手机拍下照片，留给医生作为参考。

2. 外用药的用法

（1）要坚持用药。手足癣是一种慢性感染，真菌寄生角质层中生长繁殖，需长期用药才能杀死。疗程一般为4周，治疗过程中勿自行停药，通常应在自觉痊愈之后，继续用药1～2周，并且再去医院做真菌检测。

（2）不要擅自使用糖皮质激素外用制剂，以免真菌感染等扩散而致病情加重。

（3）外用药应做到两药交替使用，一种药使用时间不宜太长，以免影响疗效。

3. 为什么说"治癣先治脚"

足癣是癣病中发病率最高的一种，传染性强，传播面广，足癣常是发生手癣、体癣、股癣、甲癣的根源，因此，及时治疗手足癣，对防止和治疗其他部位的癣病也有重要意义。此外，足癣极易再患，不少足癣患者，今年治好了，明年会再犯，或冬季好了，夏季又犯，病程可长达数年至数十年；而股癣、体癣等其他癣病都有一定的自限性，即发展到一定程度，就趋于稳定，不少病例的皮损入冬即消退或明显减轻，但足癣极少有不治自愈的。

足癣的并发症较多，患者常因瘙痒难忍而抓破皮肤，引起各种并发症。如继发性化脓性感染、淋巴管炎、淋巴结炎、丹毒、蜂窝组织炎，甚至败血症而危及生命。由于足癣发病率高，并发症多，有时会是其他部位癣病的"发源地"，因此，治疗足癣是防止癣病自身传染和再传染的重要一环，从这个意义上讲，要"治癣先治脚"。

4. 手癣为什么总是特别顽固

现代医学认为，手癣多由表皮癣菌属及毛癣菌属引起，而且其中的红色毛癣菌对外用药治疗不敏感，又因手部皮肤的角质层厚，药物较难渗透进去，同时双手经常要活动、洗涤、接触各种物品，外用药物使用不能长时期的持续，治疗看似简单实则有一定的难度。另外，双手接触的东西甚多，很难避免有些刺激性物质，其外环境远比足癣、体癣等复杂得多，因此手癣更难治愈。又因真菌感染是一个动态过程，随着人体内环境的变化，人体免疫力增强，其症状可自行消失，但没有皮疹不等于没有感染，只是病原菌暂时处于不活动状态，一旦时机成熟，如机体抵抗力又下降时，又可卷土重来，故常会治而不好。

5. 手足癣的预防

（1）注意个人卫生，常洗手，勤洗脚，足汗多者以穿布鞋为宜，常保持手足部清洁、干燥。患处瘙痒者，应尽量避免搔抓，以防感染以及通过搔抓蔓延至其他部位。

（2）注意家庭卫生，洗脸、洗脚、洗澡用物要分开用，各人专用。手套和鞋袜不要互相换用，浴室中不用公用拖鞋，洗澡时携带个人毛巾及浴巾。

（3）注意环境卫生，工作生活环境要保持清洁、通风、干爽，温湿度适宜。

（4）家中或集体生活的团体中有手足癣病人者，应予以彻底治疗，在医生指导下规范用药，直至痊愈为止。

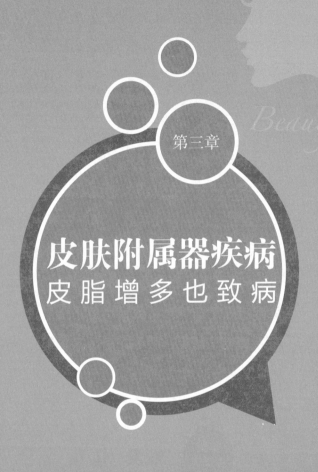

第三章

皮肤附属器疾病
皮脂增多也致病

:: 斑 秃 ::

斑秃，俗称"鬼剃头"，是一种头皮毛发骤然发生斑片状脱落的疾病。它通常表现为头皮部椭圆形或圆形的脱发区域，大小不一，数量不等。脱发区的皮肤颜色正常，没有炎症反应，表面光滑发亮，无鳞屑。本病可自愈，但常可复发，病程可持续数月或更久，给患者的社交、生活、工作带来一定的负面影响。

斑秃的初诊患者占皮肤科门诊的 2%，男女均可受累，可以在任何年龄阶段发病。其皮损一般发生在头皮，但也可发生在眉毛、胡须、腋毛等处。本病多突然发生，因无自觉症状，常于无意中发现或为他人发现，如理发或梳头时。初起为 1 个或数个边界清楚的圆形或椭圆形脱发区，直径约 1～2cm 或更大。此时若病情停止进展，损害可维持现状或逐渐恢复。若头部皮损逐渐增大，数目也随之增多，病程继续发展，可达到全秃。严重者眉毛、睫毛、腋毛、阴毛等也都脱落，即为普秃。全秃和普秃患者的脱发区一般难以治愈。

美美
关键词　**脱发　压力**

一、小故事

❶ 有一位女患者，平素头发一直很柔顺，发质不错，自己平时也注意保养头发，一直使用比较高档的洗发露、护发素、发膜等。但于一次染发后感觉头皮发痒，继之呈片状脱落，每次梳头洗头都有多根头发脱落，以至于患者产生了很大的精神负担。曾服中西药治疗，但由于短时间内效果不明显，因此中

断。又在朋友的推荐下外用"生发精"治疗，效果也不明显，还逐渐出现了眉毛、体毛的脱落。患者思想压力更大了，不愿外出，也基本不和朋友聚会。由于终日紧张、忧虑不安、严重失眠，使得病情更加严重，毛发持续脱落，范围也逐渐扩大。

❷ 另有一位二十多岁的小姑娘，脱发已两年，现已大部分脱光。患者两年前因感情不顺利，长时间的悲伤和情绪低落，后开始发现头部有一小块头发脱落，由指甲盖大小逐渐发展成为大片脱落，皮肤光秃，偶痒，不脱皮，在家人的建议下，自用生姜外擦效果不明显。后又外擦多种乙醇制剂及服中西药，效果均不理想，现存的毛发稍触即落，现眉毛、睫毛也开始脱落。因影响外观，精神负担重，她失眠严重，不思饮食。

二、中西医对本病的认识

1. 西医的认识

斑秃的具体病因尚不完全清楚，可能涉及遗传因素、自身免疫、感染、精神应激等各个方面。

发病机制可能是血管运动中枢功能紊乱、自主神经功能失调，引起患者毛细血管持久收缩，毛乳头供血障碍，毛发进入休止期而发病。

约 10% ～ 20% 的病例有家族史，有报告认为本病为遗传缺陷性疾病，具有遗传过敏性体质的人易伴发斑秃。斑秃患者伴有一些自身免疫性疾病的概率比正常人群高。有的患者有龋齿或扁桃体炎等感染灶，可能和斑秃有关，因为细菌等的感染可导致血管发生血栓或小血管炎，使其支配范围的毛发由于血液供应受阻碍而脱落。不少病例发病前有神经精神创伤史，如长期焦急、忧虑、悲伤、精神紧张和情绪不安等现象，有时患者在病程中，这些精神因素可使病情迅速加重。

相似疾病鉴别：

①假性斑秃：症状类似斑秃，但患部头皮萎缩，光滑而带有光泽，看不见毛囊开口，毛发不能再生，损害边缘有细狭的红晕带，毛发无松动现象，多见于儿童。

②拔毛癖：患者有精神异常，常不自觉地频频拔除毛发，根据病史及临床表现可以鉴别。

③麻风：麻风脱毛最先开始于眉毛外 1/3，头部脱发是自发际开始，逐渐向上蔓延，严重时仅沿血管经路有片状或线状的毛发残留，他处均完全脱落。除脱发外兼有感觉消失、眶上神经粗大等其他麻风损害。

④秃发性毛囊炎：先发生毛囊化脓性炎症，愈后呈萎缩性瘢痕，易反复再发。

2. 中医的认识

中医称本病为"油风"，又名"鬼舐头""鬼剃头"。

过食辛辣肥甘厚味，或情志抑郁化火，损阴耗血，血热生风，风热上窜巅顶，毛发失于阴血濡养而突然脱落；跌仆损伤，瘀血阻络，血不畅达，清窍失养，发脱不生；因肝藏血，发为血之余，肾主骨，其荣在发，若久病致气血两虚，肝肾不足，精不化血，血不生发，肌腠失润，发无生长之源，毛根空虚而发落成片。

文献选录

《诸病源候论·鬼舐头候》曰："人有风邪，在于头，有偏虚处，则发秃落，肌肉枯死，……或如钱大，或如指大。发不生亦不痒，故谓之鬼舐头。"

《外科正宗·油风》曰："油风乃血虚不能随气荣养肌肤，故毛发根空，脱落成片，皮肤光亮，痒如虫行，此皆风热乘虚攻注而然。"

《医宗金鉴·外科心法要诀·油风》曰："此证毛发干焦，成片脱落，皮红光亮，痒如虫行，俗名鬼剃头。……若耽误年久，宜针砭其光亮之处，出紫血，毛发庶可复生。"

《外科大成·油风》曰："油风则毛发成片脱落，皮肤光亮，痒如虫行者是也。由风热乘虚攻注，血不能荣养所致。宜神应养真丹服之，以培其本，海艾汤洗之，以治其标。"

三、自己动手解决问题

1. 饮食

（1）饮食宜忌

在日常生活中，讲究合理营养，均衡膳食，保证有足够的蛋白质和微量元素的摄入，不仅对健康长寿有益，也为新生毛发的生长提供充足的原料。例如含有丰富蛋白质的鱼类、大豆、鸡蛋、瘦肉以及含有丰富微量元素的海藻类、贝类，富含维生素 B_2、维生素 B_6 的菠菜、芦笋、

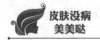
香蕉、猪肝等，都对保护头发、延缓老化有作用。辛辣食物、咖啡、烟、烈性酒等刺激物以及生冷食物，会影响和阻碍血液循环；肥腻的食物，能增加头皮的油脂分泌，也应避免。饮食尽量清淡一些，同时要戒除烟酒。

（2）食疗方

①芝麻米粥：粳米50g，加清水500mL，白糖适量，煮为稀粥，取芝麻粉20g，慢慢调匀于粥内，烧至锅中微滚即停火，盖紧焖3分钟后即可食。每晨起空腹及晚餐时温热服食。主治：肝肾精血不足，头晕目眩，头发早白，腰膝酸痛，肠燥便秘，皮肤干燥。适用于肝肾精血不足引起的斑秃。

②侧柏桑椹膏：水煎侧柏叶50g，20分钟后去渣，再纳入桑椹200g，文火煎煮半小时后去渣，加蜂蜜50g成膏。适用于斑秃属血热生风型，伴有头晕目眩、口干者。

③桑椹米粥：新鲜桑椹30g（若干果每次20g即可），糯米50g，冰糖适量。先将桑椹浸泡片刻，去掉长柄，加入糯米、冰糖适量，置砂锅内加水400mL。用文火烧至微滚到沸腾，以粥黏稠为度。每日晨起空腹温热顿服。主治：阴血不足，头晕目眩，失眠耳鸣，视力减退，目昏，须发早白，斑秃早现。

④栗子桂圆粥：栗子10个（去壳用肉），桂圆肉15g，大米50g，白糖少许。将栗子切成小碎块，与米同煮如常法做粥，将成之时放入桂圆肉，食用时加少许白糖。可做早餐食之，或不按固定时间食用。主治：心肾精血不足而引起的心悸、失眠、腰膝酸软，斑秃早现。

⑤何首乌粥：炙首乌粉30g，粳米50g，红枣2枚，白糖适量。后三味加水500mL，放入砂锅内，先煮成稀粥，然后和入首乌粉，轻轻

搅匀，用文火烧至数滚，见粥汤黏稠停火，盖紧焖5分钟即可，每天早晚餐温热顿服。主治：肝肾不足，精血亏虚，心悸失眠，头晕耳鸣，发须早白。

⑥柏仁小米粥：小米适量，加柏子仁10g同煮成粥，加红糖调味。每日2～3次，常服可养血安神，治疗心烦失眠，促进毛发生长。

⑦黄精、熟地各9g，咬碎后用温水冲服，连用1～2月。中医认为黄精可以滋阴、健脾、润肺、益肾，具有增强免疫、抗衰老、耐缺氧、抗疲劳、增强代谢、强心的功能。熟地既能补血养阴，又能填精益髓，为补肾阴的要药。

⑧核桃仁30g，何首乌20g，川芎5g，打碎后开水泡代茶饮。养血生发。核桃仁有补肾温肺、润肠通便的作用。何首乌可用于治疗精血亏虚引起的须发早白、腰膝酸软等。川芎活血行气，祛风止痛。

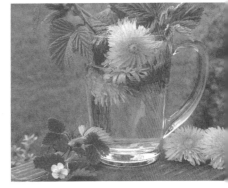

⑨黄菊花10g，旱莲草5g，煎汤代茶，频饮。菊花旱莲饮有清热凉血的功效。主治斑秃属血热生风型，伴有目眩眼花，口干苦者。

2. 外用调护法

（1）新鲜生姜断面涂擦脱发处，或将大蒜头适量捣烂取汁，用毛刷蘸汁涂患处，每日2～3次。

（2）红花60g，干姜90g，当归、赤芍、生地、侧柏叶各100g。将上药切碎放入75%酒精3000mL中，浸泡10天后，外擦患处。

（3）柚子核15g，开水浸泡半小时，外擦患处。

（4）干辣椒 10～20g，研末后，放入 75% 酒精 200mL 中浸泡，密封 7 天后滤过去渣备用。每日 2～3 次，少量涂于患处，注意不要过量涂抹，以免伤害头皮。

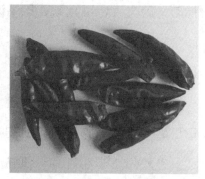

3. 安全小成药

（1）七宝美髯丹：补益肝肾，乌发壮骨。用于须发早白，脱发，齿牙松动，腰膝酸软，肾虚不育等。斑秃者见于病程日久，平素头发枯黄或灰白，发病时头发为大片或均匀脱落，常伴腰膝酸软者适用。每次 1 丸，每日 2 次。

注意：本方味厚滋腻，脾胃虚弱而食少便溏者不宜使用，或合用四君子汤健脾助运。

（2）神应养真丹：滋补肝肾，生精养发。适用于块状斑秃而又伴有不同程度的心烦失眠、性情急躁、大便干结等症状者，脱发迅猛者尤其适用。每次 1 丸，一日 3 次。

（3）养血生发胶囊：养血祛风，益肾填精。用于血虚风盛、肾精不足所致的脱发。每次 4 粒，一日 2 次。

注意：忌不易消化食物。

（4）首乌片：补肝肾，强筋骨，乌须发。中医认为，何首乌不寒不燥，为滋补良药，具有能养血益肝、固精益肾、强筋健骨、乌须黑发的作用。用于肝肾两虚所致的头晕目花，耳鸣，腰酸肢麻，须发早白。每次 5 片，一日 3 次。

注意：忌辛辣、生冷、油腻食物。本品宜饭前服用。

（5）当归片：补血活血，调经止痛。现代医学研究认为，当归能调节免疫功能，扩张血管、抗炎症、清除自由基、改善血液循环。用于血虚引起的面色萎黄、眩晕心悸等。斑秃属血虚或血瘀者可服用。每次5片，一日3次。

注意：忌食寒凉、生冷食物。

4. 头皮按摩

头皮是头发生长的"土壤"。要护理头发，首先要从护理头皮开始入手。头皮按摩能促进血液循环，头皮的血液循环良好，毛囊就能够获得所需的营养物质，促使头发良好生长，并且能延长头发的寿命。所以适当给头皮做按摩是一种良好的养发习惯，但按摩时应禁止搔抓头皮。

四、医师箴言

1. 诊前注意事项

（1）如果长发患者的头部有皮损需要查看，患者可将头发梳成易于散开的发型，以便于医生查看皮损。

（2）如果皮损出现在头部不容易看到的地方，可让家人或朋友用手机拍下照片，按周或按月计，拍照时光线要充足，不同角度不同距离的多拍几张，这样看得比较真切，不仅能使自己对疾病的发展有个了解，而且便于协助医生掌握病情变化。

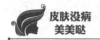
2. 生活中的调养

（1）首先不要焦虑，增强治愈信心，保持心情舒畅，处方用药不要急于频繁更改，要守法守方，坚持长期服用方可显效。

（2）要注意劳逸结合，不要熬夜，保证充足的睡眠时间。

（3）饮食要多样化，多食新鲜蔬菜水果，忌食辛辣厚味，少喝浓茶，少吸烟或不吸烟。

（4）讲究头发卫生，不用碱性大的肥皂洗发，平时常按摩头皮，使头皮血液循环加强，有助于毛囊的营养供给。

（5）加强体育锻炼，增强体质。

3. 用梅花针辅助治疗斑秃

梅花针的治疗作用表现在以下方面：活血祛瘀、调整阴阳、舒筋通络、排除毒素、行气活血。梅花针可以用于斑秃的辅助治疗，一般在斑秃的内服以及外用药基础上加用该疗法可以加快斑秃的好转。治疗中，一般与针灸相结合。将梅花针连接好，一端让患者手握，另一端置于斑秃处叩击，调节刺激量以患者可承受为宜，从脱发区周围逐渐向中心均匀密刺，叩刺至局部皮肤发红或微出血即可。每日 1 次，连续 10 次为一个疗程；或隔日一次，连续 15 次为一个疗程。有不少研究显示，梅花针配合口服促进毛发生长的方剂可起到更好的疗效。

4. 正确护发

（1）健美的秀发

古代常以"头上青丝如墨染"来形容女性头发的美丽。的确，乌黑亮丽的头发不仅把人衬托得容光焕发，给人美感，同时还是健康的标志之一，如《望诊遵经》中说："润泽者，血气足，枯槁者，血气衰也。"

东方人美发的标准是：头发乌黑，均匀，无斑白、黄、棕等杂色；头发不粗不硬，也不纤细过软，或无分叉、打结，触之蓬松柔软；头发滋润、有光泽，并有弹性；头发丰满，清洁整齐，无头垢，无头屑。

健美的头发除有色泽和质地上的要求外，还应疏密适中，尤其是发根匀称；每天梳理头发时无明显脱发现象（一般每天脱发不超过100根）；经得起外因的侵袭，如经强阳光的灼晒或电烫及化学处理染发后不会发生质的变化。

（2）平时该如何梳头发

我们每个人对梳头都不陌生，尤其是长发姑娘。但我们的梳头方法是否正确呢？首先，常用木质或水牛角梳子梳头发比较好。其次，先梳发梢，再逐渐上梳至发根。若已发生病理性脱发（每日脱发100根以上者）应尽量剪短头发，使营养集中于发根，并禁止洗、吹、烫发。不要常梳发髻、马尾等紧束的发型。

（3）不应长期使用同一种洗发剂

干性头发适合用含蛋白质的营养型洗发剂，油性头发适合用去脂力强的洗发剂，不干不油者用一般的洗发剂即可。但有的人喜欢长期使用同一种适合自己的洗发剂，这是不妥的。事实上，即使最好的洗发剂所含的洗涤剂、防腐剂、香料、合成色素的残余也会附着在头发上，如果长期使用一种洗发剂，头发更易干枯、发黄，而且有可能导致脱发。为了保持头发的健康，应适当地更换使用洗发剂。

（4）护发用品的选择

①护发素：建议按发质选择护发素。

油性发质：许多人有着这样的理解误区：即头发本身已经是油脂分泌过剩了，就不需要再使用护发素了。其实，这种想法是错误的。油性发质的人在挑选护发素时，可以挑选具有收缩功能的产品，有助于收缩毛孔和减少油脂分泌，使用的时候，切记是将护发素涂抹在发丝上，而非头皮。

干性发质：干性发质的人，头发易出现干枯、开叉的现象。干性发质的人不适合每天都洗头，洗头时护发素是必不可少的，在挑选护发素时可以选用滋润型的护发素。记得在洗发之前先用梳子充分梳理，使护发素充分平滑地分布开来。在洗完头发之后，可以用凉水冲一会儿发尾，经常如此能够有效改善发质光泽度差的问题。

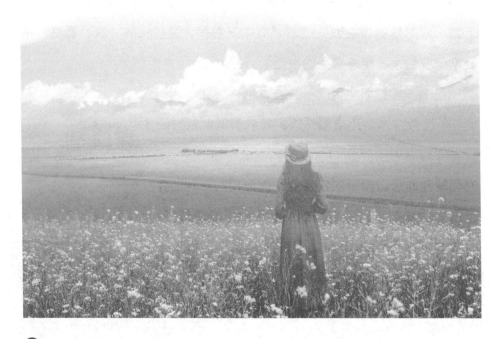

中性发质：中性发质是最理想的发质，油脂分泌正常，不干燥，头皮屑也少，护理起来不像油性或干性发质般讲究，毕竟拥有这种发质的人群还是少数。就算是天生丽质，也离不开后天的保养。在挑选护发素时，可以挑选锁水保湿型的，这样既不会给头发造成额外的负担，还能让你保持现在的发质。洗发时，水温不宜过高，也不宜过低，接近人体正常的体温即可。

②发膜：最好每周使用一次，如果头发受损严重可以每周用 2～3 次，修复好了之后每周一次就足够了。

将取出来的发膜放入碗中，家里有精华液的可以放入一支精华液或橄榄油，能够达到事半功倍的效果。将两种成分搅拌均匀后，将发膜涂抹到头发上，直到所有发丝涂抹均匀为止。

将头发盘到头顶后，使用夹子固定好，戴上提前备好的一次性浴帽，防止头发的水分流出以及发膜弄脏电热帽的内胆。除此之外一次性浴帽还能保住里面的热气，帮助发丝提高对营养的吸收。

加热最佳时间控制在 20～25 分钟，时间太短头发营养不能吸收，时间太长头发易被烤干。

完成加热后将电热帽断电，将一次性浴帽摘下，待热气散去后，使用大量的清水彻底冲洗干净，以无泡沫为准。

将发膜冲洗干净后，用干毛巾将多余的水分吸走，再涂抹护发素。护发素的作用是闭合毛鳞片，将发膜的营养锁在发芯当中。

5. 预防全秃和普秃

斑秃中约有 5%～10% 的病例其秃发可逐渐进行或迅速发展，在几天或几个月内头发全部脱落而成全秃；更有甚者可累及眉毛、胡须、

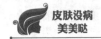
腋毛、阴毛以及全身的汗毛也都脱落，这时称为普秃。

　　全秃和普秃给患者造成的心理压力是可想而知的，不少患者整天精神不振满脸愁云，有的甚至成天躲在家中不敢出门见人，身心健康受到严重影响。全秃和普秃实际上可视为重症斑秃，既然斑秃可以自愈或经药物治疗最终治愈，那么全秃也是可以治愈的，所以全秃患者完全应该有最终战胜疾病的信心，在医生指导下采取积极的综合治疗措施，在没有完全治愈之前也可暂时佩戴假发以保持常人的心态，为治愈疾病增添信心。

　　由于全秃的病因很可能与自身免疫有关，而导致免疫反应发生的因素实在太多，且无法一一排除，除内因外，外界因素如生活环境中的空气、水质、饮食的变化，甚至左邻右舍的房屋装修、居住地附近新开设的商店、商品等，都有可能是致敏物。故对久治不愈的全秃患者可建议其暂时改变居住地，以改变其"水土不服"的外界条件，此可被视为一种治疗手段。少数全秃患者，在中西药物治疗无果的情况下让其改变居住地（应远离原居住地50km以上），同时维持原药物治疗，经过半年至一年左右的时间大多能治愈。

:: 痤 疮 ::

痤疮俗称青春痘，是一种发生于毛囊、皮脂腺的慢性炎症性皮肤病，好发于面颈部、胸背部，表现以粉刺、红色的炎性丘疹及小脓疱为主，严重的还有结节、囊肿、脓肿，密集分布，炎症性皮损消退后常留下暗红色斑点、萎缩性瘢痕，严重影响患者的容貌，给患者的生活、社交、工作带来一定的负面影响。

痤疮的发病率很高，有文献指出：青少年中几乎 90% 发生过不同程度的痤疮。初发年龄女性早于男性，女性为 10～17 岁，男性为 14～19 岁，一般皮损反复发生至 25 岁左右。但是近年来皮肤科门诊痤疮患者的发病年龄提前或延迟，且病程延长，有的患者八九岁就开始长小粉刺，较晚发病者青春期不起痤疮，30 岁左右才开始起，称为迟发型痤疮；也有的人青春期痤疮持续时间长，25 岁以后皮损仍然不断发生，称为青春期后痤疮。

美美关键词　控油　保湿

一、小故事

❶ 赵女士，产后出痘痘之前皮肤一直很好，也很白皙嫩滑，自己保养意识也不错，护肤品都用比较贵的。平时皮肤不出现问题时，用着感觉还行，产后痘痘问题出现了，这些产品就没有多大用处了。她本来就是油性皮肤，产后皮肤有些敏感，稍有不慎就会长痘痘，也比原来爱出油了，用了很多祛

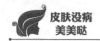
痘的产品也没有效果。有朋友推荐她去看过西医，都是说内分泌失调，又开始了2个月的西药治疗，又是吃又是涂抹，可就是不见效果。家人都劝说别治疗了，长到一定时候肯定会好，可是由于担心痘痘会爆发的满脸都是，那样就更加不能出门了。她为寻求心理安慰，经常去西饼店买乳酪蛋糕、提拉米苏、慕斯蛋糕等来吃，不仅痤疮在加重，体重也在不断增长。有一天中午，赵女士吃了喜欢的羊肉，还喝了羊肉汤，脸就越来越不舒服，直到第二天睡醒发现自己满脸红色大痘痘，都不敢照镜子了。

❷ 小张是刚上初中的小男生，额头突然出现小疙瘩，开始不多，没有引起注意，短短的一个月就发展到整个额头，甚至连头皮上都有了，尤其是脖子上方有许多脓头，睡觉的时候枕头总是脏的，几乎要天天换洗才行。小张家里生活条件好，整箱买瓶装饮料，像冰红茶、冰糖雪梨、雪碧、各种可乐等，反正就是不喝白开水那种没有味道的水。他晚上的休闲方式就是打游戏，放假时会打到午夜十二点以后，反正第二天不用早起，顺便连早饭都省了。

二、中西医对本病的认识

1. 西医的认识

痤疮的发病主要与内分泌因素、皮脂分泌增多、毛囊皮脂腺开口堵塞、痤疮丙酸杆菌感染等四大原因相关。

青春期雄性激素分泌增加，皮脂腺发育，皮脂分泌旺盛，此时皮肤表现为出油较多，有的甚至用"大油田"来形容。若毛囊皮脂腺导管角化异常，皮脂分泌排出的通道受阻，皮脂淤积在毛囊口形成脂栓，即粉刺。淤积的皮脂是细菌生长的良好培养基，毛囊内的寄生菌痤疮丙酸杆菌、糠秕孢子菌等大量繁殖，并分解皮脂产生游离脂肪酸；游离脂肪酸刺激毛囊，破坏毛囊壁，引起毛囊口及周围不同程度的炎症反应。

2. 中医的认识

中医称本病为"粉刺""肺风粉刺"，因丘疹如刺，可挤出白色粉渣和碎米样脂栓而得名，还有中医文献称为"痤""面疱""酒刺"等。

中医认为，青年人生机旺盛，血气方刚，阳热偏盛。若素体阳热偏盛，肺经蕴热；加之灰尘附面、滥用化妆品，或面部油腻，冷水渍洗，使毛孔阻塞，肺热郁闭，上蒸面部而生粉刺、红丘疹、小脓疱。

饮食不节是现代痤疮发病的主要原因。很多年轻人喜食辛辣肥甘厚味，辛辣之品性热，偏嗜日久宜助阳生热；肥甘厚味指油腻、油炸、甜食，多难以消化，过食则中焦运化不周，易积湿生热。湿热上蒸则面部、胸背部皮肤出油，红疹粉刺累累。

大便秘结也是痤疮发生的诱因之一。中医认为肺与大肠相表里，肺热下移大肠可出现便秘，便秘则内热无法排泄，循经上攻面部则出现炎性红丘疹、脓疱。通过泻热通便可以清泻肺热，治疗痤疮。

很多女性患者痤疮的发生与月经周期有关，一般月经前一周易起痤疮，这是因为孕激素较多，皮肤既干燥又出油，痤疮会加重；特别是月经不调的人，痤疮发病多较严重，皮疹颜色暗红。中医认为内分泌失调

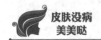
引起的痤疮多因冲任失调、气滞血瘀所致。

迟发型痤疮或青春期后痤疮的发生多与工作压力大、精神紧张、情志失调有关。中医辨证多属肝气郁滞，气郁化火，气血失调所致。

文献选录

《素问·生气通天论》："劳汗当风，寒薄为皶，郁乃痤。"

《诸病源候论》："云面皮上有滓如米粒者也，此由肤腠受于风邪，搏于津液，津液之气，因虚作之也。亦言因敷胡粉而皮肤虚者，粉气入腠理化生之也。"

《肘后备急方》："年少气充，面生皰疮。"

《外科启玄》："粉刺属肺，齄鼻属脾，总皆血热郁滞不散。所谓有诸内，形诸外，宜真君妙贴散加白附子敷之，内服枇杷叶丸、黄芩清肺饮。"

《医宗金鉴·外科心法要诀》："肺风粉刺，此证由肺经血热而成，每发于面鼻，起碎疙瘩，形如黍屑，色赤肿痛，破出白粉汁，日久皆成白屑，形如黍米白屑。宜内服枇杷清肺饮，外敷颠倒散，缓缓自收功也。"

《外科大成》："肺风酒刺，……此由肺经血热郁滞不行而生酒刺也，宜枇杷清肺饮，或由荷叶煮糊为丸，白滚水服，外用白矾末酒化涂之。"

三、自己动手解决问题

1. 饮食

（1）饮食宜忌

平素饮食宜清淡，多吃新鲜的蔬菜、水果，多吃豆腐、豆浆及小米、玉米等杂粮。

特别重要的是一定要多喝白开水，不要把饮料当水喝。喝白开水通利小便可以带出体内的湿热，而喝饮料则会增加甜味及色素等食品添加剂的摄入，不利于体内代谢废物的排出。

禁忌甜食和甜饮料、辛辣及油炸食品。包括巧克力、奶油蛋糕、冰激凌、瓶装饮料。这些含有较高的糖分，会导致皮肤缺水、干燥，出油增加；油炸食品在制作过程中会吸收较多油脂，食入后导致油脂分泌增加。

（2）食疗方

①荷叶山楂粥：山楂 20g，加水煎汤，去渣，入梗米 60g、荷叶半张煮粥，气味清香宜人。每日 1 剂，连服 30 天。荷叶功效为清暑利湿，药理研究其有降血脂的作用。山楂功效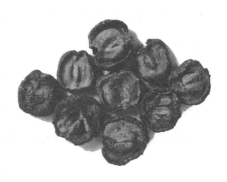为消食化积、行气散瘀，药理研究其能促进脂肪消化，降血脂，抗氧化等。适用于过食肥甘厚味引起的痤疮。

②凉拌三苋（《中华临床药膳食疗学》）：鲜苋菜 100g，鲜冬苋菜 100g，鲜马齿苋 100g，调料适量。将三物分别用开水焯至八成熟，捞出后浸入冷水中 5～10 分钟，取出控去水，切断，入调料后拌匀即可。

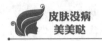
适用于湿热蕴结型痤疮。

③凉拌海带丝：新鲜海带丝100g，洗净，煮软，放入适量调料，凉拌食之。海带有清热利水、软坚散结的作用，适用于有结节、囊肿的痤疮患者。

④枇杷薏米粥：生薏米100g，鲜枇杷60g（去皮核），枇杷叶10g。先将枇杷叶洗净切碎，煮沸10～15分钟，捞去渣后，放入薏米煮粥，粥熟后切碎枇杷果肉，放入其中搅匀。适用于痤疮肺胃热盛型，皮损表现以丘疹、粉刺为主。

⑤番茄胡萝卜汁：番茄2个，胡萝卜1个，洗净，放入搅拌器中挤汁，饮用，每日1次。番茄富含维生素C、胡萝卜素等，药理研究有抗炎作用。胡萝卜有抗氧化、抗衰老的作用。经常饮用番茄胡萝卜汁可减少粉刺的发生。

⑥野菊花10～15g，沸水冲泡，代茶饮，每日1剂，可冲泡数次。野菊花有清热解毒的功效，能抗炎、抗菌。适用于痤疮皮疹炎症明显、有脓疱者。

⑦新鲜橘皮30g，沸水冲泡，代茶饮，每日1剂，可冲泡数次。橘皮有理气健脾、燥湿化痰的功效，有抗炎、利胆、抗氧化等作用。常饮橘皮茶可改善皮肤油腻状态，促进消化，减轻炎症。

2. 外用调护法

（1）芦荟面膜

取新鲜芦荟，用开水洗净，晾干，捣烂，用纱布挤汁，冷藏。用时兑入温水，湿敷患处并洗面。芦荟有清热解毒、消炎杀菌作用，可治疗痤疮及面部炎症。

（2）中药面膜

选用具有清热解毒、燥湿、化瘀作用的中药，常用野菊花、黄芩、黄连、黄柏、蒲公英、连翘、丹参、夏枯草等。将药物粉碎为末，过 120 目筛，备用。用时先清洁面部，取药粉 30g，加淀粉 20g，用温水调成糊状，敷于面部，保留 30 分钟后去除，每日或隔日 1 次。

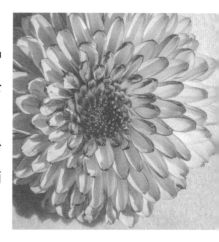

3. 安全小成药

（1）连翘败毒丸：清热解毒，消肿止痛。用于疮疖溃烂、丹毒、疱疹、疥癣痛痒等症。痤疮皮损红肿疼痛、大便秘结者可服用。每次 9g，一日 1 次。

注意：服药后出现消化道反应，恶心呕吐、腹痛腹泻时应立即停止用药。

（2）清肺抑火丸：清肺止咳，化痰通便。原方用于治疗肺热咳嗽、痰黄稠黏、口干咽痛、大便干燥，可用于痤疮肺胃蕴热证。水丸每次 6g，大蜜丸每次 1 丸，一日 2 ～ 3 次。

注意：本药寒凉，体弱及脾虚便溏者禁用。

（3）小败毒膏：清热解毒，消肿止痛。用于湿热蕴结、热毒壅盛引起的疮疡初起，红肿硬痛，大便燥结。可用于痤疮皮损红肿疼痛、大便秘结者。每次 10 ～ 20g，一日 2 次。

注意：妇女月经期忌用。

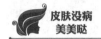
（4）当归苦参丸：凉血，祛湿，用于血燥湿热引起的头面生疮、粉刺疙瘩、湿疹刺痒、酒糟鼻赤。每次6g，一日2次。

注意：苦参味苦性寒，胃十二指肠溃疡、胃炎、脾胃虚寒者忌用。孕妇禁用。

（5）丹参酮胶囊：具有广谱抗菌作用、抗炎作用及雌激素样活性。用于痤疮、扁桃体炎、疖、痈、外伤感染等。每次4粒，一日3次。

四、医师箴言

1. 诊前注意事项

（1）面部只需涂抹简单的护肤品就可以，不要使用有遮盖功能的面部用品；如果胸背部有皮损需要查看，衣着要宽松，有利于医生查看皮损。

（2）如果皮损反复出现，时起时消，轻重不一，建议您在皮损变化时用手机拍下照片，光线要充足，不同角度、不同距离的多拍几张，这样看得较为真切，便于协助医生了解病情的变化。

2. 治疗过程中的密切配合

（1）注意外用药的用法

注意涂药部位，面部和身体部位的用药通常有所不同，是厚涂还是薄涂？是否揉搓至吸收？药物在皮肤上保留多久？如何清洗？

举例来讲：

（2）如何判断治疗是否有效

皮损部位表浅的，例如只表现为丘疹和脓疱，疗程会相对短些；皮损若是结节或囊肿，那么疗程会长些。

皮损的消退分为两种情况，一种是缩小，然后消退；另一种是扩大出脓，然后消退。无论出现以上哪种情况，都是病情发生变化，是痊愈的必经阶段，关键是后续新发皮疹的数量减少，消退时间缩短。

对于痤疮的治疗，一般用药2周内会有效果，有些人会快些，有些人慢些，这都是正常的。皮损的治疗过程中有稍微加重的情况，也是正常的，只要趋势是在走向痊愈，就是有效。

3.正确护肤

（1）了解控油与保湿的关系

痤疮患者大部分都是油性皮肤，总觉得自己皮肤出油多，因此往往把控油作为第一重要的事情，所有的面部用品都是有控油功效的，但控油效果却并不好，面部依然是"大油田"。

为什么会出现这种情况呢？其实，保湿对于护肤才是第一重要的事情，如果皮肤的保湿工作没有做好，却本末倒置地去控油，那么干燥的皮肤出油会增加。反过来讲，保湿工作做好了，出油就会逐渐减少。

（2）胸背部痤疮的特殊护理

胸背部皮肤出油多时，不要用普通浴液来清洁，而是要用香皂，因为市面上销售的浴液多具有滋润作用，其实并不适合油腻的胸背部肌肤，有可能会造成皮损加重。香皂清洁力较强，具有清除油脂的功效，洗浴时最好做到分区清洁，达到既清洁又护理的目的。还可以将面部使用的祛油洁面乳用于胸背部的清洁。

如果有条件，还可以用身体磨砂膏给胸背部做磨砂护理，清除老废角质，加速新陈代谢，促进病损痊愈。

（3）掌握合适的洗脸水温

人的面部温度是32℃，因此洗脸时的水温也应是32℃，与面部温度相同。如果使用温度较高的热水，虽然能够强力祛油，但是会损伤对面部有保护作用的皮脂膜，是得不偿失的行为；如果使用温度较低的冷水，则易使皮肤毛孔收缩，油脂不易洗净，达不到理想的清洁效果。

（4）如何选择护肤品

①洁面乳：理想的洁面产品应该是既洗得干净，又不感觉紧绷。皂类容易刺激娇弱的面部皮肤，破坏皮脂膜，不建议使用。晚上使用泡沫洁面乳，可以有效清洁面部的灰尘和油脂等，早上则宜使用无泡的洁面

乳，温柔清洁不是很脏的面部皮肤，减少刺激。

②护肤水：建议使用清爽质地且不含酒精的护肤水，因为黏稠质地的护肤水易造成毛孔堵塞，加重皮损；含酒精成分的护肤水易刺激娇弱的面部肌肤。护肤水不能作为护肤的最后一步，因为它不含封包剂，无法保持皮肤角质层的水分，易造成面部干燥，出油增加。

③乳液：建议使用为油性皮肤设计的保湿乳液，含油分较少，薄涂于面部即可。

:: 玫瑰痤疮 ::

玫瑰痤疮也叫酒糟鼻，是一种发生在颜面中部，以皮肤潮红、毛细血管扩张及丘疹、脓疱为主要表现的慢性炎性皮肤病。由于本病皮损常呈玫瑰红色，且形似痤疮，故有玫瑰痤疮之名。

病变呈进展性发展，晚期形成鼻赘，多见于中年人，发病年龄多在30～50岁，女性多见。好发于面部中央，特别是鼻头及两侧，两颊、两眉间及颏部，常呈五点分布（即鼻尖、两眉间、两颊部、下颌部、鼻唇沟等）。皮损初为暂时性的阵发性红斑、潮红，以后持续不退，并有浅表的毛细血管扩张；数月或数年后出现成批的针头至黄豆大小的丘疹和小脓疱；后期鼻部组织肥大，形成大小不等的紫红色结节，表面凹凸不平，导致鼻赘，皮损可在春季及情绪紧张和疲劳时加重。

美美关键词　　**酒渣鼻　　红血丝**

一、小故事

❶ 患者王女士，36岁，2年前两面颊部出现对称性密集粟粒大小的红色丘疹，压之退色，并逐渐增多，无痒感及其他不适，每当情绪激动、环境温度升高和冷风刺激时皮损就会加重。去当地西医院就诊，开始了约2月的口服西药和外用药膏治疗，皮疹减少，停药后复发。有朋友推荐看中医，又服用百消丹、血毒丸和中药汤剂2个月，都不见好转。由于患者工作需要带妆，皮疹越发加重，面积扩大，逐渐发展到鼻子和额头中间眉心部位，严重时全脸都发红，还出现了令人讨厌的红血

丝，特别影响美观，给王女士带来了很大的思想负担。她平时吃饭无辣不欢，又因工作原因甚少喝水，皮损一直未见好，出门都要戴口罩，要把整个脸都遮住才行，不然都不敢出门。

❷ 小柳是一位爱美的小姑娘，19 岁妙龄的她皮肤白皙，惹人喜爱。前一阵皮肤忽然出现小疙瘩，脸上还红一块白一块的，有时还有白色的碎皮屑，让朋友们觉得很奇怪。一问才知道，原来她自从用了一套护肤品之后就出现了这个情况，大家仔细看了这套护肤品，正规厂家生产，各种标识齐全，属于合格产品呀，但是一看功效，全部都是磨砂功能的，从洁面乳到去角质化妆水，还有去死皮膏和去角质面膜！朋友们纷纷出主意，让小柳停用这套护肤品，去医院好好看看，问问医生这是怎么回事。

二、中西医对本病的认识

1. 西医的认识

本病病因尚不十分明确，可能是在皮脂溢出的基础上，由于体内各种炎症因子的作用，导致患部血管收缩功能失调，毛细血管长期扩张所致。毛囊感染被认为是玫瑰痤疮发病的重要原因，但不是唯一的原因；此外，嗜酒、吸烟、刺激性食物、消化道功能紊乱、内分泌功能失调（尤其是绝经期）、精神因素、心血管疾病、长期作用于皮肤的冷热因素如高温作业、日晒、寒冷、风吹等均可诱发或加重本病。

2. 中医的认识

中医称本病为"酒渣鼻""鼻赤"等。中医认为本病多因饮食不节，肺胃积热上蒸，复感风邪，血热瘀结而致。

饮食不节是现代玫瑰痤疮发病的原因之一。很多中年人喜食辛辣肥甘厚味及嗜酒，辛辣之品性热，偏嗜日久易助阳生热；肥甘厚味指油腻、油炸、甜食，多难以消化，过食则中焦运化不周，易积湿生热；嗜酒，脾易生湿，湿聚化热；湿热上蒸则颜面部皮肤出油、潮红、丘疹常见。

中医认为，中年人若素体肺经阳热偏盛，郁而发热，热与血相搏结，血热入肺窍，使鼻渐红，而发为本病；加之灰尘附面、滥用化妆品，或面部油腻，冷水渍洗，使毛孔阻塞，肺热郁闭，上蒸面部而生红丘疹、小脓疱。

大便秘结也是玫瑰痤疮发生的诱因之一。中医认为肺与大肠相表里，肺热下移大肠可出现便秘，便秘则内热无法排泄，循经上攻面部则出现炎性红丘疹、脓疱。通过泻热通便可以清泻肺热治疗痤疮。

很多女性患者玫瑰痤疮的发生与月经周期也有关，一般月经前一周易起或加重，这是因为孕激素较多，皮肤既干燥又出油，皮损会加重；特别是月经不调的人，发病多较严重，皮疹颜色暗红。中医认为内分泌失调引起的玫瑰痤疮多因冲任失调、气滞血瘀所致。

《景岳全书》："肺经素多风热，色为红黑而生疖者，亦有之。"

《诸病源候论·面体病诸候·酒渣候》："此由饮酒，热势冲面，而遇风冷之气相搏所生，故令鼻面生渣，赤疱匝匝然也。"

《外科启玄》："粉刺属肺，齇鼻属脾，总皆血热郁滞不散。所谓有诸内，形诸外，宜真君妙贴散加白附子敷之，内服枇杷叶丸、黄芩清肺饮。"

《证治准绳·疡科》："酒渣乃热血入面，为寒所拂，热血得寒，污浊凝滞而然。"

三、自己动手解决问题

1. 饮食

（1）饮食宜忌

平素饮食宜清淡，多吃新鲜的蔬菜、水果，多吃豆腐、豆浆及小米、玉米等杂粮。

特别重要的是一定要多喝白开水，少量多次，少喝或者不喝饮料。喝白开水通利小便可以带出体内的湿热，而喝饮料则会增加甜味剂及色素等食品添加剂的摄入，不利于体内代谢废物的排出。

禁忌甜食、甜饮料、辣及油炸食品，包括巧克力、奶油蛋糕、冰激凌、瓶装甜饮料。这些含有较高的糖分，会导致油脂分泌增多，面部出油增加；辛辣食品会导致皮肤缺水、干燥，出油增加；油炸食品在制作过程中会吸收较多油脂，食入后导致油脂分泌增加。

（2）食疗方

①枇杷薏米粥：生薏米100g，鲜枇杷60g（去皮核），枇杷叶10g。先将枇杷叶洗净切碎，煮沸10～15分钟，捞去渣后，放入薏米煮粥，粥熟后切碎枇杷果肉，放入其中搅匀。适用于玫瑰痤疮肺胃热盛型，皮损表现以潮红、丘疹为主。

②腌三皮：西瓜皮200g，刮去脂质外皮，洗净；冬瓜皮300g，刮去绒毛外皮，洗净；黄瓜400g，去瓜瓤，洗净。将以上三皮混合煮熟，待冷却后，切成条块，放置于容器中，用盐、味精等适量，腌12小时后即可食用。此食疗法具有清热利肺的作用，适用于肺胃热盛型玫瑰痤疮。

③马齿苋薏仁银花粥：用马齿苋、薏仁各30g，银花15g，用3碗水煎银花至2碗时去渣，与马齿苋、薏仁混合煮粥，每日食用1次，连续食用有良好疗效。此食疗法适用于湿热蕴结型玫瑰痤疮。

④山楂粥：干山楂35g，粳米60g，混合煮成粥，每日食用1次，连服7天。山楂功效为消食化积、行气散瘀，药理研究表明其能促进脂肪消化，降血脂，抗氧化等。适用于过食肥甘厚味引起的玫瑰痤疮。

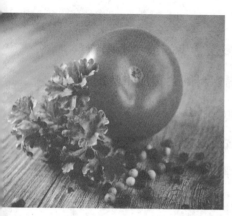

⑤番茄胡萝卜汁：番茄2个，胡萝卜1个，洗净，放入搅拌器中挤汁，饮用，每日1次。番茄富含维生素C、胡萝卜素等，药理研究表明其有抗炎作用。胡萝卜有抗氧

化、抗衰老的作用。经常饮用番茄胡萝卜汁可减少粉刺的发生。

⑥茭白汁：取茭白100g，食盐1g。将茭白洗净切片，加食盐煮成汤，每天晚饭前喝茭白汤，吃茭白。茭白有清热利尿、凉血解毒的功效，有利于清除热毒，促进玫瑰痤疮的康复。

⑦鱼腥草汁：鱼腥草30g，洗净，加清水600mL，煮沸后，小火煮20分钟，取滤液当茶喝。鱼腥草有抗菌消炎的功效，可用于治疗玫瑰痤疮。

⑧蒲公英绿豆水：蒲公英100g，绿豆50g，蜂蜜10g。采集鲜蒲公英全草100g（干品30g），先煎水，去滓，取净汁500mL，在蒲公英汁液中加入绿豆50g，煮至绿豆开花，调入蜂蜜10g即成。吃绿豆喝汤，一天分多次吃完。连续内服外用1周以上。蒲公英又名黄花地丁，有清热解毒、广谱抗菌的作用，配绿豆增强清热解毒之效，配蜂蜜调味，既增强蒲公英的抗菌消炎作用，又对皮肤有营养呵护的功效。

2. 外用调护法

（1）芦荟面膜：取新鲜芦荟，用开水洗净，晾干，捣烂，用纱布挤汁，冷藏。用时兑入温水，湿敷患处。芦荟有清热解毒，消炎杀菌的作用，可治疗玫瑰痤疮及面部炎症。

（2）茭白面膜：取新鲜茭白适量，捣成泥，睡前将茭白泥敷于患处，起床后洗去。茭白有清热利尿，凉血解毒的功效，有利于清除热毒，促使酒糟鼻康复。

（3）选用具有清热解毒、燥湿、化瘀作用的中药，常用野菊花、黄芩、黄连、黄柏、蒲公英、连翘、丹参、夏枯草等。将药物粉碎

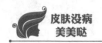
为末，过 120 目筛，备用。用时先清洁面部，取药粉 30g，加淀粉 20g，用温水调成糊状，敷于面部，保留 30 分钟后去除，每日或隔日 1 次。

（4）芷白面膜：取白芷 50g，白鲜皮 20g，硫黄粉 10g。将白芷及白鲜皮研末，后与硫黄粉混合均匀，用凉开水调成糊，睡前涂于脸部患处，翌晨洗去。功效：本面膜有活血祛风、解毒杀虫、清除油脂的功效，用于治疗青春痘或酒糟鼻，一周使用两次，适用于男性患者，皮肤敏感者慎用。

（5）丹参栀面膜：丹参 10g，黄芩 15g，栀子 15g，银花 15g，蜂蜜适量。将买来的丹参、黄芩、栀子、银花用清水浸泡 2 小时后入砂锅煮沸，小火煮 20 分钟，滤去药渣，留取滤液。将药液再加热浓缩，调入蜂蜜成稀糊状。洁面后敷涂于面部，30 分钟后清水洗去。每日早晚各 1 次。本面膜有抗菌消炎、活血化瘀的功效，对玫瑰痤疮化脓有较好的疗效。

3. 安全小成药

（1）**连翘败毒丸**：清热解毒，消肿止痛。用于疮疖溃烂、丹毒、疱疹、疥癣痛痒等。玫瑰痤疮皮损红肿疼痛、大便秘结者可服用。每次 9g，一日 1 次。

注意：服药后出现消化道反应，恶心呕吐、腹痛腹泻应立即停止用药。

（2）**小败毒膏**：清热解毒，消肿止痛。用于湿热蕴结、热毒壅盛引起的疮疡初起，红肿硬痛，大便燥结。可用于玫瑰痤疮皮损红肿疼痛、大便秘结者。每次 10～20g，一日 2 次。

注意：妇女月经期忌用。

（3）丹参酮胶囊：具有广谱抗菌、抗炎作用，及雌激素样活性。用于玫瑰痤疮、扁桃体炎、疖、痈、外伤感染等。每次 4 粒，一日 3～4 次。

（4）大黄䗪虫丸：活血破瘀，通经消癥瘕。用于热瘀互结所致的玫瑰痤疮。每次 1～2 丸，一日 1～2 次。

注意：孕妇禁用，皮肤过敏者停服。

四、医师箴言

1. 诊前注意事项

（1）面部只需涂抹简单的护肤品就可以，不要使用有遮盖功能的面部用品，否则不利于观察皮损。

（2）如果皮损反复出现，时起时消，轻重不一，建议您在皮损变化时用手机拍下照片，光线要充足，不同角度、不同距离多拍几张，这样看得较为真切，便于协助医生了解病情的变化。

（3）平时禁止在鼻部及周围搔抓及挤压。

（4）平时洗脸时水温应在 32℃左右，如果使用温度较高的热水，虽然能够强力祛油，但是会损伤对面部有保护作用的皮脂膜，是得不偿失的行为；如果使用温度较低的冷水，则易使皮肤毛孔收缩，油脂不易洗净，达不到理想的清洁效果。

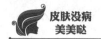

（5）保持大便通畅，保证睡眠，保持心情愉快也很重要。

2. 治疗过程中的密切配合

（1）注意外用药的用法

注意涂药部位，面部和身体部位的用药通常有所不同，是厚涂还是薄涂？是否揉搓至吸收？药物在皮肤上保留多久？如何清洗？

举例来讲：

一般面部不用含有酒精成分的药物，尤其是对于女性，以免刺激娇弱的面部肌肤。

（2）如何判断治疗是否有效

皮损部位表浅的，例如只表现为丘疹和脓疱，疗程会相对短些；皮损若是结节或囊肿，那么疗程会长些。

皮损的消退分为两种情况，一种是缩小，然后消退；另一种是扩大出脓，然后消退。无论出现以上哪种情况，都是病情发生变化，是痊愈的必经阶段，关键是后续新发皮疹的数量减少，消退时间缩短，就是起效的表现。

对于玫瑰痤疮的治疗，一般用药 3 周内会有效果，有些人会快些，有些人慢些，这都是正常的。皮损的治疗过程中有稍微加重的情况，也是正常的，只要趋势是在走向痊愈，就是有效。

3. 正确护肤

（1）了解控油与保湿的关系

玫瑰痤疮患者大部分属于油性皮肤，因皮肤出油多，往往把控油作为第一重要的事情，所有的面部用品都选择具有控油功效的，实际效果并不好，面部依然很油。其实，保湿对于护肤才是第一重要的事情，皮肤水油不平衡，如果保湿工作没有做好而去控油，那么干燥的皮肤出油会增加。反过来讲，保湿工作做好了，皮肤出油就会逐渐减少。

（2）如何选择护肤品

①常用护肤品的选择

洁面乳的选择：皮肤由于新陈代谢，会在毛孔里排出一些像皮脂、老废角质细胞等废物，加上残留的化妆品、空气中的灰尘等污染物，使得毛孔里有很多的污垢。因此，选用的洁面乳要能清除掉这些污垢。

如果在使用洗面奶之后出现紧绷甚至是脱皮的现象，就说明使用的洗面奶的碱性太强，并不适合自己的皮肤。如果洁面乳在使用过后有湿滑黏腻的现象，说明这种洁面乳里加入了不适当的滋润成分，会在皮肤表层形成一层黏腻的薄膜，不利于皮肤的彻底清洁。

理想的洁面产品应该是既洗得干净，又不感觉紧绷。

皂类容易刺激娇弱的面部皮肤，破坏皮脂膜，因此不建议使用。建议晚上使用清洁力较强的泡沫洁面乳，可以有效清洁面部的灰尘和油脂等；早晨则宜使用无泡沫或较少泡沫的舒缓型洁面乳，柔和地清洁面部皮肤，减少刺激。

避免霜膏产品：粉底霜和BB霜因含有较多油脂，容易堵塞毛孔，因此应尽量避免使用。

多用粉类产品：粉剂化妆品包括粉状粉

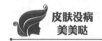

底、定妆散粉、防晒粉、皮肤保养粉、腮红粉、高光粉等，能够达到掩饰肌肤瑕疵、均匀肤色、美化容颜的功效。粉剂很少被亲水亲脂性的皮肤吸收，因此不会堵塞毛孔，并且让肌肤呈现哑光的外观，是油性肌肤的最佳选择。

使用卸妆水：毋庸置疑，卸妆油的功能非常强大，能够卸除顽固的防水性彩妆，但其所含的油脂又常常容易堵塞毛孔，有加重痤疮皮损的危险，因此，对于玫瑰痤疮患者或油性肌肤的人建议使用卸妆水卸除彩妆，如遇顽固性防水性彩妆，可先用卸妆水卸除底妆，再局部使用卸妆油卸除顽固的部分，最后用洗面奶清洁面部，做到既卸得干净，又不伤害皮肤。

②正确认识磨砂去角质

去角质包括物理性和化学性两类。物理性去角质就是通过物理摩擦的方式来清除角质。用于面部的去角质膏里含有比较细的颗粒，包括植

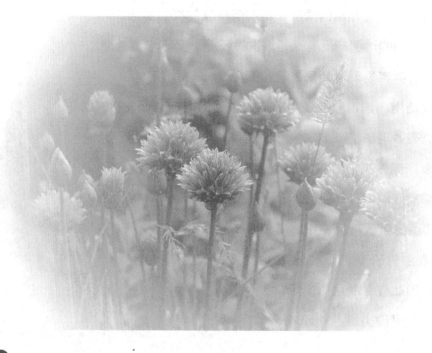

物果壳（一般用的是核桃或椰子壳）、燕麦片、盐和糖（包括蜂蜜），用在脸部可以慢慢融化到吸收，也有一定杀菌作用。化学性去角质就是用含有角质分解酶类或果酸的产品来帮助角质层剥落。角质分解酶包括菠萝蛋白酶、木瓜蛋白酶、无花果酶等，2% ～ 10% 的低浓度果酸可以协助角质更新。很多产品是用一些植物的硬果壳颗粒碎渣搭配果酸和角质分解酶来去角质的，是物理和化学去角质双结合的。

磨砂洁面乳就是在普通洁面乳中混入一定比例的微小颗粒，通过这些颗粒与皮肤表面的摩擦作用，可以使洁面乳更有效地清除皮肤污垢以及皮肤表面老化的角质细胞。

去角质化妆水可以让去角质变得温和而且简单，配合化妆棉使用后，甚至能看到被擦拭到棉片上的老化角质，可以每日迅速清理角质层，有效去除皮肤表面的死皮细胞，加速肌肤的自我更新，恢复光滑、柔软。薄而敏感的肌肤不要选择去角质化妆水。

去角质清洁面膜清洁力强，无须按摩，火山泥和海底泥等成分能将老化角质软化剥落。缺点是可能会有轻微刺激皮肤的感觉，必须在变干之前及时清洗，而且清洗比较困难。注意敷面膜后应及时使用化妆水和滋润面霜来补充肌肤水分。

对于敏感肌肤或患病肌肤来说，千万不要选择去角质类的产品，更不用说果酸类的化学去角质产品了。因为皮肤已经很脆弱了，还是用最舒缓的方式进行皮肤基础护理比较稳妥。

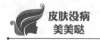
:: 脂溢性皮炎 ::

脂溢性皮炎是指发生在皮脂腺丰富溢出部位的一种炎性皮肤病，表现为头皮多脂、油腻发亮、脱屑较多，损害为鲜红或黄红色斑片，表面附有油腻性鳞屑或痂皮，常伴有不同程度的瘙痒，成年人多见，亦可见于新生儿。

临床上分为干性与油湿性两种类型。干性型斑片基底微红，其上附着片状白色糠秕状鳞屑；湿性型皮损红斑、糜烂、流滋，有油腻性痂屑，常有臭味。病程缓慢，常有急性发作。

美美关键词 **控油 保湿**

一、小故事

❶ 刘女士，两颊、下颌上出现红色斑片，表面附有油性痂皮，已经 4 年多了，又痒又红，特别是晒了太阳后会更严重，皮损反反复复，时轻时重，之前有朋友推荐去看过西医，都说是与出油太多、内分泌失调有关，开始了很长时间的西药治疗，又是口服西药又是外用药物，可就是疗效不佳，脸依旧是红红的，毛孔也大，月经也不正常，要是月经来了，脸上就会长更多痘，月经过了就稍微好转。患者因为晒了太阳后会加重，平时也用防晒霜，使用卸妆油。最近，因工作紧张，熬夜，不按时吃饭，全脸都红了，还附着淡黄色痂皮，无法出门，也不敢照镜子。

❷ 小陶，高三男生，高三是最艰苦的一年，所有的压力都在身上，前面有哥哥姐姐的好成绩，父母的期望和要求很高。老师同学有意无意总是说到升学率。为了那远方美好的大学生活，所有人都拼尽全力去学习，那个时候虽然经常熬夜、失眠，压力非常大，但是想到自己只要用尽全力拼搏半年，只会锦上添花，不会对身体有任何影响，即使是到了高考前最后两个月时突然出现满头头屑，他也只是在心里想想，然后很快就遗忘了，那时他根本不知道身体在告诉他什么样的信息，他一直在忽视。

二、中西医对本病的认识

1. 西医的认识

本病是一种好发于多脂区皮肤的亚急性或慢性皮炎，可由多种因素引起，可能与皮肤及皮脂溢出、遗传、免疫、精神及环境因素有关。

（1）皮脂及皮脂溢出

婴儿在出生时由于来自母体的雄激素水平较高，皮脂腺活跃明显，易患婴儿脂溢性皮炎。成人则由于各种原因引起皮脂功能亢进，产生过多的皮脂，淤积在皮脂腺导管内，引起皮肤刺激性炎症。目前普遍认为皮脂腺溢出为脂溢性皮炎的促发因素。

（2）遗传

脂溢性皮炎与先天的脂溢性素质有关。有关研究发现婴儿脂溢性皮炎的患儿，发生特应性皮炎的概率为 19.0% ～ 27.5%。因此，认为婴儿脂溢性皮炎与特应性皮炎有关，是特应性皮炎的一种特殊表现。但有

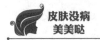
人对此观点提出异议，认为婴儿脂溢性皮炎与特应性皮炎无关，是一种独立性疾病，只是遗传方式有待进一步研究。

（3）感染

有人认为患者分泌较多的皮脂，被皮肤上常驻的非致病微生物如痤疮棒状杆菌等，分解出大量的游离脂肪酸，引起皮肤刺激性炎症。也有报告说成人脂溢性皮炎患者头皮屑中查到糠秕孢子菌，对该菌进行治疗后，脂溢性皮炎得到缓解，但脂溢性皮炎与糠秕孢子菌感染的关系尚待进一步研究。

（4）精神和环境

易患脂溢性皮炎的个体，常在冬季因疲劳、情绪紧张，或非精神因素而发病，但许多人起病没有明显诱因。有人则认为与饮食习惯、嗜酒或工作环境有关。

除上述因素外，其他因素如 B 族维生素缺乏、消化道慢性疾病等也可能与本病有关。

2. 中医的认识

本病中医属于"面游风""白屑风"的范畴。发于前胸者名曰"纽扣风"，发于眉间者为"屑风癣"。中医认为本病的内因为过食油腻、辛辣和炙热食物，使积热在里；外因为感受风湿热邪，以致热蕴上焦，气血上燔。

中医认为，若素体阳热偏盛，肺经蕴热；加之喜食辛辣肥甘厚味及嗜酒，辛辣之品性热，偏嗜日久易助阳生热；肥甘厚味指油腻、油炸、甜食，多难以消化，过食则中焦运化不周，易积湿生热；嗜酒，脾易生湿，湿聚化热；湿热上蒸则颜面部皮肤出油。复感风热之邪，使血热风燥，皮肤失濡养而成。患病日久，则耗伤阴血，阴伤血燥，肌肤失养所致。

本病的发生还与工作压力大、精神紧张、情志失调有关。中医辨证多属肝气郁滞，气郁化火，气血失调。

文献选录

《外科正宗》曰："白屑风多生于头、面、耳、项、发中，初起微痒，久则渐生白屑，叠叠飞起，脱而又生。此皆起于热体当风，风热所化。"

《医宗金鉴·外科心法》曰："此证生于面上，初发面目浮肿，痒若虫行，肌肤干燥，时起白屑。次后极痒，抓破，热湿盛者津黄水，风燥盛者津血，痛楚难堪。"

三、自己动手解决问题

1.饮食

（1）饮食宜忌

平素饮食宜清淡，多吃新鲜的蔬菜、水果，多吃豆腐、豆浆及小米、玉米等杂粮，适量食用动物内脏、坚果类。

特别重要的是一定要多喝水，尽量少喝饮料。一方面利尿祛湿，另一方面促进细胞新陈代谢。

限制高盐分食物的摄入，因高盐分食物可使毛囊角化或堵塞。

忌甜食、甜饮料、辣及油炸食品。包括巧克力、奶油蛋糕、冰激凌、瓶装饮料。这些含有较高的糖分，会导致油脂分泌增多，面部出油增加；辣味食品会导致皮肤缺水、干燥，出油增加；油炸食品在制作过程中会吸收较多油脂，食入后导致油脂分泌增加。

若面部有瘙痒的感觉，则需忌发物，如海鲜、辛味等。

（2）食疗方

①荷叶山楂粥：山楂 20g，加水煎汤，去渣，入梗米 60g、荷叶半张煮粥，气味清香宜人。每日 1 剂，连服 30 天。荷叶功效为清暑利湿，

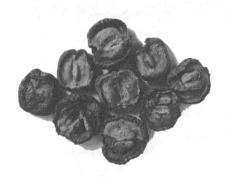

药理研究其有降血脂的作用。山楂功效为消食化积、行气散瘀，药理研究其能促进脂肪消化、降血脂、抗氧化等。适用于过食肥甘厚味引起的脂溢性皮炎。

②薏苡仁萝卜缨粥：薏苡仁、萝卜缨、马齿苋各 30g。将薏苡仁、萝卜缨、马齿苋洗净，萝卜缨和马齿苋切碎，加水适量，煮粥。每日 1 剂，1 个月为 1 个疗程。具有清热利湿之效，适用于湿热蕴结型脂溢性皮炎。

③马蹄排骨汤：马蹄（荸荠）250g，排骨 500g，土茯苓 50g，生姜 15g，精盐、味精各适量。把马蹄削去皮，洗净，切成两半；排骨洗净，斩成小块；土茯苓洗净；生姜洗净，切片。净锅入适量水上火，放入排骨，烧沸后撇去浮沫，放入马蹄、土茯苓、姜片，小火炖至排骨软烂时，调入精盐、味精，稍炖即成。1 个月为 1 个疗程。具有清热利湿之效，适用于肺胃积热型脂溢性皮炎。

④三豆冬瓜汤：取绿豆、赤小豆、白扁豆各 50g，冬瓜 750g，陈皮 25g，猪肉 150g，精盐适量。将冬瓜洗净，连皮带瓤切小块；猪肉

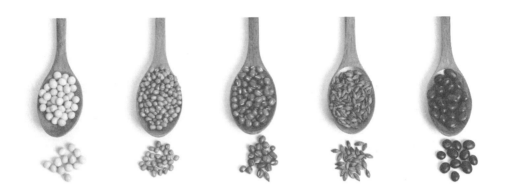

洗净，切小块；绿豆、赤小豆、白扁豆去杂质，洗净；陈皮洗净。锅入适量清水上火，依次放入肉、冬瓜、三豆及陈皮，开锅后去浮沫，小火炖至肉烂瓜软时，加盐调味即可。具有健脾、清热、祛湿之效，适用于脾虚湿热型脂溢性皮炎。

⑤芹菜胡萝卜汁：芹菜 150g，胡萝卜 1 个，洗净，放入搅拌器中挤汁，饮用，每日 1 次。芹菜、胡萝卜富含维生素 A，对保持上皮组织的正常功能和结构完善、促进生长发育有重要作用。胡萝卜有抗氧化、抗衰老的作用。经常饮用芹菜胡萝卜汁可坚固头皮，减少油脂分泌。

⑥山楂绿茶饮：山楂 25g，绿茶 2g，加入适量水同煎，煮沸后5 分钟，取滤液饮用，温饮 3 次，日 1 剂。山楂功效为消食化积、行气散瘀，绿茶功效为清热、消食、生津、除湿，可缓解脂溢性皮炎的症状。

⑦益母草茶饮：益母草 100g，洗净，加清水 600mL，煮沸后，小火煮 20 分钟，取滤液 400mL，200mL 口服，另 200mL 加入一匙（约5mL），湿敷患处，每日 2 次，每次保留约 10 ～ 20 分钟，再用清水洗净。益母草具有清热利湿、凉血的功效，可用于血热型脂溢性皮炎。

2. 外用调护法

芦荟面膜：取新鲜芦荟，用开水洗净，晾干，捣烂，用纱布挤汁，冷藏。用时兑入温水，以纱布或无纺布面膜纸作为载体湿敷患处约20分钟，揭下纱布或面膜纸，用纯净水洗净面部。芦荟有清热解毒、消炎杀菌的作用，可治疗面部炎症。

3. 安全小成药

（1）二妙丸：清热燥湿。用于湿疹、脂溢性皮炎、臁疮等属湿热内盛者。每次9g，一日2次。

（2）龙胆泻肝丸：清肝胆，利湿热。用于肝胆湿热，头晕目赤，尿赤，湿热带下等。每次2丸，一日2次。

注意：服用本品时不宜服用滋补性中药。孕妇、年老体弱、大便溏软者慎用。

（3）丹参酮胶囊：具有广谱抗菌、抗炎作用，及雌激素样活性。用于玫瑰痤疮、扁桃体炎、疖、痈、外伤感染等。每次4粒，一日3次。

四、医师箴言

1. 诊前注意事项

（1）面部只需用简单的护肤品即可，尽量不带妆；若胸背部有皮损，衣着要宽松，便于医生查看皮损。

（2）如果皮损反复出现，时起时消，轻重不一，建议您在皮损变化时用手机拍下照片，在光线充足的情况下，从不同角度、不同距离多拍几张，这样看得较为真切，便于协助医生了解病情的变化。

（3）平时禁止在病变区搔抓、挤压。

（4）平时洗脸时水温应在 32℃ 左右，如果使用温度较高的热水，虽然能够强力祛油，但是会损伤对面部有保护作用的皮脂膜，是得不偿失的行为；如果使用温度较低的冷水，则易使皮肤毛孔收缩，油脂不易洗净，达不到理想的清洁效果。

（5）洗发时用温水即可，尽量减少使用头发造型产品，隔日一次清洗头皮即可，如必须每天清洗，则不必每天使用洗发香波，用温水冲洗即可。

（6）保持大便通畅，保证睡眠，保持心情愉快也很重要。

2. 治疗过程中的密切配合

（1）注意外用药的用法

注意涂药部位，面部和身体部位的用药通常有所不同；注意用药量及留药时间，是厚涂还是薄涂？药物在皮肤上保留多久？如何清洗？清洗的频率如何？

举个例子：

一般来讲，面部不用含有酒精成分的药物，尤其是女性，以免刺激娇弱的面部肌肤。

（2）如何判断治疗是否有效

皮损的消退分为两种情况，一种是缩小，然后消退；另一种是扩大

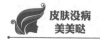

出脓，然后消退。无论出现以上哪种情况，都是病情发生变化，是痊愈的必经阶段，关键是后续新发皮疹的数量较前减少，消退时间较前缩短。

对于脂溢性皮炎的治疗，一般用药2周内会有效果，有些人会快些，有些人慢些，这都是正常的。皮损的治疗过程中有稍微加重的情况，也是正常的，只要趋势是在走向痊愈，治疗就是有效的。

3. 正确护肤与护发

（1）了解控油与保湿的关系：详见痤疮。

（2）如何选择面部护肤品：详见痤疮。

（3）洗发方法：洗发时水温控制在35℃左右即可，既不会伤害头皮同时也能将油脂和污垢清洁干净。洗发水倒出之后切勿直接涂抹在头皮上，最好在手心揉出泡沫后再涂抹于头发上，这样能够减少发丝之间的摩擦。

（4）普通洗发香波的选择：建议按发质选择。

油性发质：头发出油和头屑都比较多，吹头发之后也很容易变形。头发油亮发光，直径比较细，而且比较脆弱，虽说较多的皮脂能够保护头发，使头发不容易断裂，但比较细的头发需要的皮脂覆盖的总面积比较小，所以说皮脂供过于求，水小于油，头发就呈现油性。头皮的皮脂腺非常丰富，所以头部分泌的油脂也非常的旺盛。建议选择中性、微碱性的单纯清洁型洗发香波。

中性发质：柔滑光亮，不油腻，也不干枯，容易造型整理，这是健康正常的头发，水和油适中，可能会有少量的头屑。建议选择中性、微酸性的洗发香波，含简单护理成分即可。

干性发质：皮脂分泌少，头发表现为粗壮、僵硬无弹性，暗淡无光，发根往往卷曲，发梢分裂或缠结成团，易断裂、分叉。日光暴晒，热风久吹，空气干燥等，均可吸收破坏头发上的油脂并使水分丧失，导致头发干枯受损，油和水都过少。染、烫受损发质多数也属于干性发质，在染发和烫发的过程中，在强碱条件下，打开头发结构或者切断头发的二硫键，造成头发的一些结构被破坏，致使头发失去保湿锁水能力。建议选择微酸、弱酸性带护理成分的洗发水，配合护发素使用，或经常焗油。

混合性发质：头皮呈油性但头发发质呈干性表现，靠近头皮 1cm 左右以内的头发很多油，越往发梢越干燥甚至开叉。处于行经期的妇女和青春期的少年多为混合型头发，此时头发处于最佳状态，而体内的激素水平又不稳定，于是出现多油和干燥并存的现象。此外，过度进行烫发或染发，又护理不当，也会造成发丝干燥但头皮仍油腻的发质。建议先清洁，后护理。即先按油性发质处理，再对发丝用护发素护理，并避免接触头皮。

（5）去屑洗发香波的选择

含有二硫化硒的洗发香波：二硫化硒是一种无机盐，常作为一种活性成分被应用，是一种非处方药物。已经证实，二硫化硒可以减少表皮更新，并且具有抗微生物活性，可抵抗多种真菌，主要用于治疗头屑增多。此类洗发香波洗后感觉头发不够顺滑，甚至有滞涩的感觉，需要洗发后加强润发护理，方能取得较好的头发外观。

含有 ZPT（羟基吡啶硫酮锌）的洗发香波：ZPT 在近几十年一直被当作控制头屑的最主要物质。坚持隔日或每日使用，可以减少头皮上糠秕孢子菌的数量，并且能够使头皮角质层恢复正常。市场上此类香波通常被制作成洗护二合一的香波，在洗净头皮的同时，滋润头发。

含有酮康唑的洗发香波：酮康唑是一种化学合成物，可溶于水。作用机制是抑制麦角固醇（酵母菌和真菌细胞的一种主要成分）的生物合成，并改变细胞膜的通透性。因此具有抗真菌活性，能够抑制皮肤表面多种真菌，局部使用后不被系统吸收，有较好的安全性，在管理上属于处方药物。

含有煤焦油和硫黄的洗发香波：煤焦油和硫黄属于角质剥脱剂，有

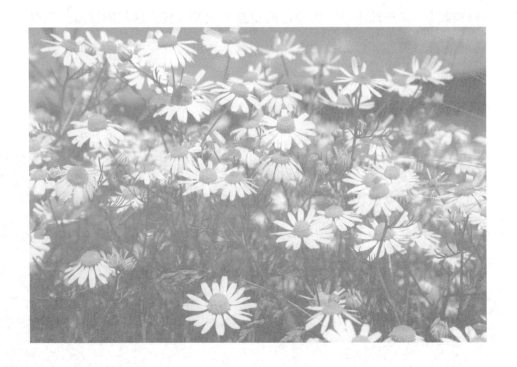

明显的去除头屑的作用，但是长时间使用可能会破坏表皮结构，并且扰乱表皮的自身平衡。近些年大多已停产。

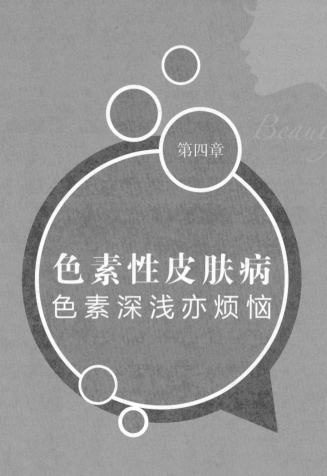

第四章

色素性皮肤病
色素深浅亦烦恼

:: 白癜风 ::

白癜风是一种常见的后天性限局性或泛发性皮肤色素脱失病，由于皮肤的黑素细胞功能消失引起，但机制还不清楚。该病在全身各部位均可发生，常见于指背、腕、前臂、颜面、颈项及生殖器周围等，女性外阴部亦可发生，青年妇女居多。白癜风病因复杂，又存在白癜风类别、病期及部位的不同，有较大的个体差异，但总的来讲白癜风是可以治疗的。白癜风影响患者的面貌，给患者生活、工作、社交带来一定影响，从而影响患者心情，所以对于此病患者应进行心理疏导，争取患者耐心配合治疗，充满战胜疾病的信心。

研究发现，肤色深的人群比肤色浅的发病率高，我国人群患病率约为 0.1%～2%。本病有遗传背景，患者可有阳性家族史，我国统计患者家族中有同病者占 4.9%～15.6%。白癜风为后天发生，无明显性别差异，任何年龄均可发病，以青壮年多见，约 50% 患者 20 岁以前发病。部分患者有明显季节性，一般春末夏初病情严重，冬季缓解。

美美
关键词　　平衡　色素

一、小故事

❶ 正在读研究生的女生小李平常非常爱美，喜欢化妆打扮，就算去学校食堂吃个饭也得精心梳理描画一番，而且有非常多品牌的护肤化妆品，美白产品占了大多数，觉得"一白遮百丑"，学校给的奖学金和自己平时的生活费几乎都用在了化妆品上。可是有一天她突然发现自己脸颊上出现了一个黄豆大小

的白斑，开始并没有在意，出门就用化妆品遮一下，认为不久它自己就会消失了，不料随后斑点越来越大，于是她就用更多的化妆品来遮盖，但还是在不断扩大，于是小李赶紧去医院看病，医生诊断为因化妆品使用不当而引起的白癜风。

❷ 在外企工作的王先生是搞软件开发的，平时工作特别忙，几乎每天都要加班加点，而且由于外企的竞争力特别强，所以王先生工作压力很大，时间长了就变得特别敏感，一点小事就脾气极为暴躁，而且心情容易紧张，平时睡眠也不好，经常失眠，有时天不亮就醒了，再也无法正常入睡。有一天，妻子无意中发现王先生脖子上长了一个小白点，但是由于工作特别忙就一直没顾得上去医院看，不久脖子上又多了几个小白点，而且每个小白点都在逐渐变大，这下可把王先生给吓坏了，立即向公司请假去医院看病，医生诊断为情绪紧张焦虑所造成的白癜风。

二、中西医对本病的认识

1. 西医的认识

目前尚不十分清楚，从发病机制来看，是黑素细胞产生黑色素的能力进行性减少或消失。除黑素细胞外，任何影响黑色素合成的因素都可影响黑色素的合成。近年来临床、病理、遗传、生理、生化、免疫等方面的研究，将白癜风的发病机制归纳为以下几方面：自身免疫病学说、黑素细胞自毁学说、神经化学因子学说、遗传学说、内分泌因素、表皮氧化因素等。可见本病的发生是具有遗传素质的个体在多种内外因素的激发下，出现多方面功能紊乱，导致酪氨酸酶系统的抑制或黑素细胞的破坏，最终使患病处色素脱失。

2. 中医的认识

中医称本病为"白驳风""白癜""斑白"等。总由气血失和、脉络瘀阻，肌肤失养所致。情志内伤，肝气郁结，气机不畅，复受风邪，搏于肌肤；素体肝肾虚弱，或亡血失精，伤及肝肾，致肝肾不足、外邪侵入，郁于肌肤；跌打损伤，化学灼伤，脉络瘀阻，毛窍鼻塞，肌肤腠理失养，酿成白斑。

文献选录

《诸病源候论·白癜候》曰："白癜者，面及颈项身体皮肤肉色变白，与肉色不同，也不痒痛，谓之白癜。"

《肘后备急方》曰："白癜风，一名白癜，或谓龙舐。此大难疗。取苦瓠经冬干者，穿头圆如线许，以物刺穰使遍，灌好酢满中，面封七日。先以皂荚揩揩，使微伤，以瓠中汁涂之。"

《千金要方》曰："白癜风，灸左右手中指节去延外宛中三壮。"

《太平圣惠方》曰："夫肺有壅热，又风气外伤于肌肉，热与风交并，邪毒之气，伏留于腠理，与卫气相搏，不能消散。令皮肤皱起，生白斑点。故名白癜风也。"

《医宗金鉴·外科心法要诀》曰："施治宜早，若因循日久，甚者延及遍身。"

《医林改错·通窍活血汤所治症目》曰："白癜风血瘀于皮里。"

三、自己动手解决问题

1. 饮食

（1）饮食宜忌

酪氨酸酶是以铜离子作为辅基的，其活性与铜离子密切相关。研究表明白癜风患者血液和皮肤中铜离子或铜蓝蛋白值低于健康人对照组。日常不妨摄食一些富含酪氨酸、酪氨酸酶、铜离子的食物，多用一些铜勺、铜壶等铜器餐具来补充些铜离子。铜离子含量比较丰富的食物有瘦肉、动物内脏、牛奶、核桃、蘑菇、芝麻、花生、各种豆类及豆类制品，以及牡蛎、螺蛳、蛤蜊等贝壳类。

平时尽可能少吃富含维生素 C 的食物，如橘子、西红柿、葡萄、山楂、草莓、猕猴桃等。因为维生素 C 能使已形成的多巴醌还原成多巴，从而中断了黑素的生物合成。

过酸或过辣的食物也可能影响病情与治疗效果，不利于白癜风的治疗，比如烟、酒、辣椒等。

（2）食疗方

①无花果叶酒（《药膳食疗》）：无花果叶、烧酒适量。将无花果叶洗净、切细，烧酒浸泡 7 天。用酒涂擦患处，每日 3 次。

②补骨脂酒：补骨脂 30g，枸杞子 10g，大枣 10 枚，将诸药同置白酒，密封浸泡一周后饮用，每日饮用酒精含量控制在 3 钱，每日 2～3 次。

③黑米粥：黑米 100g，黑枣 10 枚。将黑米洗净，与黑枣一同煮粥服用。可养血、润肤。

④猪肝木耳枸杞汤：猪肝 150g，木耳 30g，枸杞子 10g，调料适量。将猪肝洗净、切片，用淀粉、酱油勾芡；黑木耳洗净、发开。锅中放素油适量，烧热后放葱、姜煸香，而后下猪肝爆炒，加清水适量，煮沸后加入枸杞、木耳、料酒等。煮至肝熟汤浓时加入食盐、味精调服。可养肝明目，益精补血。

⑤红花 5g，当归 5g，黑豆、红糖各 30g。前两味加水煮烂，加红糖煮沸即成。每日一剂，饮汤吃豆。可活血养血。

⑥茉莉花、玫瑰花瓣代茶饮：适用于肝气郁结、经常闷闷不乐的患者，饮用此茶可心情愉悦，此茶疏肝养血，可调和气血。

⑦枸杞子、桑葚代茶饮：适用于肝肾不足、精血不能濡养肌肤者。

2. 外用调护法

（1）复方补骨脂酊：补骨脂 100g，菟丝子 30g。共研成粗粉后浸入 75% 乙醇 500mL 内，浸泡 7 天过滤，取液外用，每日涂白斑 1～3 次。

注意：酊剂不可使用在眼部、外阴部等皮肤薄嫩部位，面部使用时要先小面积涂搽，观察没有刺激后方可正常使用。

（2）消白酊：补骨脂 60g，当归、防风各 10g，鸡血藤、白芷各 20g。75% 乙醇 200mL，浸泡 1 周，取澄清液外搽，每日 2 次。

注意：酊剂不可使用在眼部、外阴部等皮肤薄嫩部位，面部使用时要先小面积涂搽，观察没有刺激后方可正常使用。

3. 安全小成药

（1）逍遥丸：疏肝解郁，健脾和血。用于肝郁气滞、脾气虚弱的白癜风患者，患者常伴有胁痛、心情不畅、神疲食少，或者月经不调等。每次 6g，一日 3 次。

注意：阴虚阳亢患者慎用。

（2）白蚀丸：补益肝肾，活血祛瘀，养血祛风。口服，每次 2.5g，一日 3 次，10 岁以下小儿服量减半。

注意：服药过程中患部宜常日晒，孕妇禁用。

（3）白癜风胶囊：益气行滞，活血解毒，利湿消斑，驱风止痒，用于白癜风。口服，一次 3～4 粒，一日 2 次。

四、医师箴言

1. 诊前注意事项

（1）就诊时不要使用有遮盖功能的化妆用品（主要指皮损部位）；如果胸背部有皮损需要查看，则衣着要宽松，便于医生查看皮损。

（2）患者在就诊前不要刮舌苔，也不要吃容易染舌苔的食物或药物（中医舌诊在诊疗中有一定作用）。

（3）患者切勿贪图便宜自己买药自己治，切勿相信一些虚假广告，一定要到正规的专业治疗机构就诊，以免延误和加重病情。

2. 遵守医嘱

按时、按量服药，不要自行改变剂量或服药时间。在治疗中可能会遇到意想不到的情况，如感冒、外伤、过敏等，应及时就诊，以便积极、正确处理。

白癜风治疗后一般在 15 ～ 30 天出现好转，好转有 3 种情况：一是白斑面积缩小，二是较大白斑中出现点状正常"色素岛"，三是白斑颜色程度减轻。如果没有出现预期效果，应当及时与主治医生联系，在医生的指导下，调整治疗方法。因此，治疗期间每半月由医师面诊一次，详细观察病情变化。如因路

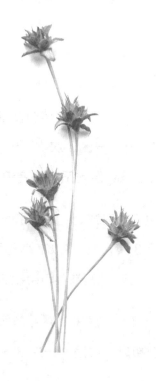

远不能按时面诊，应每 1 ～ 2 个月拍一次照片，以便医生观察。

3. 关于外用药注意事项

白癜风患者每日涂药 2 次，用药以皮肤不红、不痒为适当，有微痒、面部呈淡粉红色等症状都应该立即停用，待皮肤恢复原色后再用。过敏体质者可先将少量药物涂于前臂屈侧近肘窝处或涂于耳背，观察 24 ～ 72 小时，如无红疹、水疱等，方可使用。不可滥用外用药物，以免损伤皮肤。

4. 生活中的注意事项

（1）衣服宜宽大适身，尤其内衣、内裤、乳罩不可过紧，腰带宜松。临床上，乳房下、腰部、腹股沟等处的白斑，常因局部受压迫所致。内衣、内裤尽可能为纯棉制品，不可穿用化纤材质的衣物。避免外伤、摩擦、压迫。洗澡时不可用力搓擦。

（2）避免接触酚及酚类化合物，如氢醌单苯醚（取代酚的一种），被用作橡胶的抗氧化剂，经常接触橡胶制品如橡胶手套、橡胶鞋带等，常引起局部脱色而出现白斑，而且在远隔部位也发生白斑损害。常接触汽油、油漆、沥青等化学品，也易引发白癜风。

（3）白癜风患者由于精神负担和心理压力较重，在生活中有不如意、不顺利的时候，较健康人更易丧失信心和生活下去的勇气。因此，白癜风患者要重视心理素质的修养，学会调适异常情绪，解除内心矛盾和压力，对个人的工作生活和早日康复都是有利的。在生活和工作中要适时调整自己的心态，克制异常的情感反应，提高自己对环境的应变能力。充分认识到坎坷与磨难常与人生相伴，在漫长的人生旅途中，总是要承受各种各样的困难，甚至是灾难的考验。

（4）出行时注意防晒，尤其是夏季。适当地晒太阳是对病情恢复有利的，这能够使黑色素细胞转移到皮层中，使肤色加深，从而有利于白癜风的治疗。但在炎热的夏季，紫外线照射较强，应在正常皮肤上涂遮光剂或盖遮挡物，以免晒伤。

（5）有些女性喜欢使用具有美白效果的护肤品，护肤水、精华素、乳液、面霜全部都是美白功效的，总觉得自己的皮肤不够白皙，有病例报告亚洲地区妇女在使用美白护肤品之后出现皮肤颜色不均匀，甚至色素脱失，要引以为戒。

:: 黄褐斑 ::

黄褐斑是一种常见于面部的、对称性褐色色素沉着性皮肤病。皮损为多发于颜面的对称分布的淡褐色或黄褐色斑，形状不一，一般多见于双颊，以后依次为口周、前额、鼻侧、下颌角、眉弓、颞部，重者可波及整个面部。皮损可相互融合成蝴蝶状，或不规则形，边缘较清或模糊，涂擦不适当的化妆品及受紫外线照射后颜色加深；常在春夏季加重，秋冬季则减轻。无自觉症状。病程不定，可持续数月或数年。本病多见于中青年女性，男性亦可见。黄褐斑可因内分泌、紫外线、某些疾病等稍有变化，如发生于妊娠期者，称为"妊娠斑"，大多数在分娩后可逐渐消失；因某些慢性疾病，如肝病、结核、肿瘤、月经不调等出现的黄褐斑，可随病情变化而色素加重或减轻，疾病痊愈时则黄褐斑自行消失。

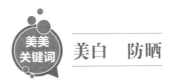

美美关键词　美白　防晒

一、小故事

❶ 小夏是一名导购，经常需要出差，1年前公司安排小夏去西藏出差3个月，在西藏期间，小夏需要每天都外出跟公司谈合作，工作非常忙碌，于是小夏就没有特别注意面部的防晒。出差回来后，小夏就发现脸上长了很多褐色的小斑点，虽然不仔细的时候不大看得出来，但那些褐斑着实把小夏吓得不轻。小夏的皮肤一直都挺好的，可是竟然在3个月的时间里，长了这么多的暗斑，她连男朋友都不敢见了，郁闷的小夏只得

来到医院看皮肤科医生，医生诊断为因过度的暴晒而导致的黄褐斑。

❷ 小王是一名影视演员，从事演艺事业已经 10 多年了，从很小的时候就开始演戏、拍电影，因此从很小的时候就开始使用化妆品，久而久之，化妆已经成为她生活的一部分了。平常拍戏的时候化妆是不可避免的，但是休息的时候，小王早晨起床的第一件事就是化妆，就算出门买个菜、逛个超市也得化个妆。几年前，由于长年累月的化妆以及为了拍戏日夜颠倒和不规律的生活，小王脸上开始出现星星点点的褐色斑点，而且越来越多，也越来越大，就算化了妆也无法遮挡，这个时候小王才意识到情况的严重性，于是去医院就诊，医生诊断为因化妆品使用不当造成的黄褐斑。

二、中西医对本病的认识

1. 西医的认识

本病的病因和发病机制尚未清楚，多认为是各种原因引起内分泌障碍，而导致局部皮肤黑素增加。

（1）遗传因素

与黄褐斑的发生有一定关系，国外文献报告 30% 的患者有家族史。有研究认为，男性黄褐斑遗传是主要病因，亦有见单卵双胞胎姐妹成年后同时患病的。

（2）生理性反应

常见于孕妇，多开始于妊娠 2～5 个月，分娩后逐渐消退，下次妊娠还可再发，称为妊娠性黄褐斑。可能因雌激素可刺激黑素细胞分泌黑素，而孕激素能促进黑素体转运和扩散所致。

（3）慢性疾病

与内分泌有关的女性生殖系统疾病，如月经不调、痛经、子宫附件炎、不孕症等，以及甲状腺疾患、慢性肝功能不全、慢性肾上腺皮质功能不全、慢性酒精中毒、结核病、癌瘤等患者较易发生黄褐斑。

（4）药物因素

长期口服避孕药的妇女黄褐斑的发病率约为20%，且皮损很难消退，停药后皮损可持续数年。其次长期服用氯丙嗪、苯妥英钠亦可诱发本病。

（5）其他因素

日光、热刺激、化妆品、外用药和营养缺乏（维生素A、维生素C、维生素E、烟酸及氨基酸）等也可为促发因素。精神状态与本病亦有密切关系，过度疲劳、休息不足、精神负担过重以及抑郁、精神创伤等，都可以引起色素加深。

2. 中医的认识

中医称本病为"面尘""黧黑斑"，因面部对称分布的淡褐色或黄褐色斑而得名。中医对此病认识较早，《肘后备急方》称"皯黯"，《诸病源候论》称"面黑皯"，《外台秘要》称"面皯黯"。中医认为本病与肝、脾、肾三脏相关甚密，证多虚实夹杂，以气血不能上荣于面为主要病机。

凡情志失调，如肝气郁结、暴怒伤肝、思虑伤脾、惊恐伤肾等，皆可使气机紊乱。气血悖逆，不能上荣于面，则生褐斑。

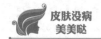

　　凡饮食不节、劳倦过度、偏嗜无味，使中土转输失职，或土虚不能制水，水气上泛，气血不能濡煦，则变生褐斑。

　　凡房劳过度，久伤阴精，则水亏不能制火，虚火上炎、颜面不得荣润而酿成褐斑。

文献选录

　　《外科证治全书》："面尘，面色如尘垢，日久煤黑，形枯不泽。或起大小黑斑与面服相平。由忧思抑郁、血弱不华，外用玉容散，每日早晚蘸以洗面。内宜疏胆兼清肺，加味归脾汤送六味地黄汤主之。"

　　《诸病源候论》："面黑皯者，或脏腑有痰饮，或皮肤受风邪，皆令气血不调，致生黑皯。"

　　《医宗金鉴》："此证一名黧黑斑，初起色如尘垢，日久黑似煤形，枯暗不泽，大小不一，小者如粟粒赤豆，大者似莲子、芡实，或长，或斜，或圆，与皮肤相平。"

　　《诸病源候论》："五脏六腑十二经血，皆上于面。夫血之行俱荣表里，人或痰饮渍脏，或腠理受风，致气血不和，或涩或浊，不能荣于皮肤，故变生黑皯。"

　　《医宗金鉴》："原于忧思抑郁，血弱不华，火燥结滞而生于面上，妇女多有之。"

　　《外科正宗》："黧黑斑者，水亏不能制火，血弱不能华肉，以致火燥结成斑黑，色枯不泽。"

三、自己动手解决问题

1.饮食

（1）饮食宜忌

①饮食宜清淡、易消化、少油腻。主食可选择米饭、粟米、薏苡仁、绿豆、面食等。蛋白质食物宜选优质蛋白质尤其是含核酸丰富的食物，例如黄豆及豆制品、鱿鱼、鲍鱼、海鱼、鳖、鸡肉、牛肉、动物内脏等；酌情选用蜂蜜和花粉代茶饮。

②多食用新鲜蔬菜和水果，尤其是富含维生素C、维生素E和微量元素硒等的食物。含维生素C丰富的食物有白菜、柠檬、西红柿、草莓、柑橘、大枣、苹果、雪里蕻、冬瓜、白萝卜、芒果等；含维生素E丰富的食物有核桃仁、芝麻、花生仁、瘦猪肉、乳类、蛋类、小麦胚芽、玉米油、豆油、黄芽菜等；含硒丰富的食物有洋葱、蘑菇等。上述食物能减少体内及皮肤黑色素和自由基的产生，延缓皮肤衰老。

③酌情选用一些以滋阴养血、补肝益肾作用为主的食物及中药配膳，例如山药、茯苓、枸杞子、党参、黄芪、莲子、沙参、玉竹、鳖、羊肉、兔肉、莲子、冬虫夏草、鹌鹑等。

④少食酱油、酱菜、腌菜、榨菜、鱼干、饼干和腐烂变质以及久贮藏的食品，尤其是含水量较多的食品，因可产生大量的过氧化物质而对皮肤不利；忌饮酒、浓茶和咖啡等。

（2）食疗方

①木耳大枣汤：黑木耳30g，大枣20枚。将黑木耳洗净，大枣去核，加水适量，煮半小时左右，每日晚餐后服一次。木耳、大枣有滋阴养血的功效，长期服用有消斑的作用。

②醋蛋液：取新鲜鸡蛋 1 枚，洗净揩干，加入 500mL 优质醋中浸泡 1 个月。当蛋壳溶解于醋液中之后，取一小汤匙溶液掺入一杯开水中，搅拌后服用，每天一杯。长期服用醋蛋液，能使皮肤光滑细腻，减少面部黑斑。

③猪肾山药粥：猪肾一对，去筋膜，切碎，洗净，与去皮切碎的山药 100g、薏苡仁 50g，加水适量，用小火煮成粥，加调料调味分顿吃。具有补肾益肤的功效，适用于色斑、黑斑。

④三仁粳米粥：桃仁、甜杏仁、白果仁各 10g，鸡蛋 1 个，冰糖 10g，粳米 50g，将桃仁等前 3 味研成细末。粳米淘洗干净，放砂锅内，加桃仁等 3 味中药细末和适量水，旺火煮沸，打入鸡蛋，改用文火煨粥，粥成时加入冰糖调匀。每日 1 剂，早餐食用。20 剂为一个疗程，间隔 5 日后可接着用下 1 个疗程。有活血化瘀、润肠通便、护肤美肤之功效。长期服用能减少色素斑，延缓皮肤衰老。

⑤黄豆、绿豆、赤小豆各 10g，泡至涨后用豆浆机煮沸打汁，用白糖或蜂蜜调味饮服，一天内饮用完毕，有消斑作用。

⑥新鲜柠檬 200g 洗净，压榨取汁，加入白糖少量即可饮用。每天

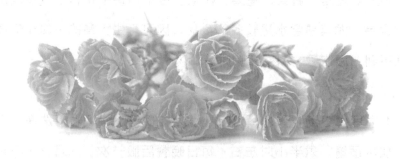

早晨空腹一杯柠檬水，可以排除体内有害物质、美白、排毒、清肠，长期服用柠檬水能使得肌肤细腻有光泽，减少皱纹，而且柠檬中特有的枸橼酸，能够加强血管的生机活力及抗氧化力。

⑦红萝卜、芹菜各50g，苹果半个，雪梨1个，柠檬1/4个，放入榨汁机中榨汁，1次饮完，每周2～3次。红萝卜中含有大量纤维素、B族维生素、钾、镁等可促进肠胃蠕动的物质，有助于体内废物的排除，具有美肤的作用。

⑧香橙2个，山楂肉30g，白茯苓粉10g，白糖适量（依个人口味而定）。山楂肉加水500mL煎汁，用纱布滤渣取汁；香橙捣烂，用纱布滤取橙汁，二汁调匀，在锅内煮沸，加入白糖，溶化后加入白茯苓粉，调成糊状，取适量于饭后冲开水代茶饮。香橙含有大量的柠檬酸、苹果酸及维生素C等，可以调节皮肤功能，并有理气宽膈、健脾开胃之功。

2. 外用调护法

（1）僵蚕和白牵牛各等分，加入烊化的凡士林中，搅拌成膏状，每日外涂3次，对治疗黄褐斑有一定的疗效。

（2）白丁香、僵蚕、白牵牛、白蒺藜、白及各3g，白芷、白附子、白茯苓各1g，研末，加蜂蜜、清水适量，调成糊状，敷于面部，20分钟后用温水洗净，每周两次，有美白祛斑之功效。

（3）白附子、滑石、白芷各150g，研极细末，调匀，每次一匙，早晚清洗面部后，涂于面部，可以用来治疗黄褐斑。

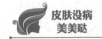
3.安全小成药

（1）逍遥丸：疏肝理气，活血消斑。用于女性斑色深褐，弥漫分布，伴有烦躁不安，胸胁胀满，经前乳房胀痛，月经不调，口苦咽干者。每次1丸，每天3次，开水送服。

注意：忌生冷及难消化的食物，有高血压、心脏病、肝病、糖尿病、肾病等慢性病严重者应在医师指导下服用。

（2）参苓白术丸：健脾益气，祛湿消斑，用于脾虚湿蕴者。面部见斑色灰褐，状如尘土附着，并伴有疲乏无力，纳呆困倦，月经色淡，白带量多。一次6g，每天3次，开水送服。

注意：湿热蕴脾者不宜服用，不宜与感冒药同时服用，不宜喝茶以免影响疗效，泄泻兼有大便不畅、肛门有下坠感者忌服。

（3）桃红四物汤：理气活血，化瘀消斑，用于气滞血瘀者。面部见斑色灰褐或深褐，或伴有慢性肝病，或月经色暗夹有血块，或痛经。每次1袋，每天2次，开水冲服。

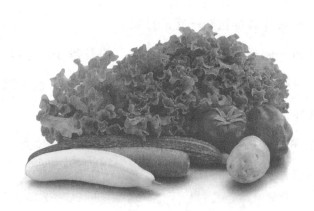

注意：孕妇慎用。阴虚血热之月经过多、胎动漏血者忌用。

四、医师箴言

1. 诊前注意事项

（1）如果男性面部出现黄褐斑，应先排除肝病、肝功能不全或结核病、甲亢、内脏肿瘤等消耗性疾病；女性应先排除月经不调、痛经、子宫附件炎、卵巢囊肿等有关妇科疾病；怀孕期的妊娠斑是正常生理现象。

（2）就诊前面部只需涂抹简单的护肤品就可以，不要使用有遮盖功能的面部用品如 BB 霜，不要化浓妆，这样便于医生能够仔细看清面部黄褐斑的大小、形态、部位、颜色深浅等。

（3）如果面斑病程较长，轻重不一，有消有长，建议在面斑颜色变化时用手机拍下照片，光线要充足，从不同角度、不同距离多拍几张，这样看得较为真切，便于协助医生了解病情的变化。

2. 治疗过程中的密切配合

（1）注意外用药的用法

注意涂药部位及涂药时间，一般只在面部褐斑处涂抹药物，涂抹软膏时，要适当用力揉动，以促进软膏渗透进皮肤。涂药过程中随时注意观察药物的过敏反应，一旦发生过敏，应立即停药。

（2）如何判断治疗是否有效

黄褐斑属于一种顽固的皮肤病，病程较长，一般人体皮肤正常代谢

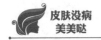

周期为 28 天，中老年人的代谢周期会更长，所以祛斑是一个循序渐进的过程，不可急于求成，而且在治疗黄褐斑的同时应积极治疗原发病，根据患者的不同体质，褐斑的消退时间也不一样，28 天能够自我判断有美白效果，已经是比较快的了；60 天能淡斑也算不错；120 天能够令患者自认有一定的祛斑效果也是正常的功能速度。

疗效判断标准（依据 2003 年修订的《黄褐斑的临床诊断和疗效判断标准》）：

治愈：肉眼视色斑面积消退大于 90%，颜色基本消失；

显效：肉眼视色斑面积消退大于 60%，颜色明显变淡；

好转：肉眼视色斑面积消退大于 30%，颜色变淡；

无效：肉眼视色斑面积消退小于 30%，颜色变化不明显。

3. 正确护肤

（1）注意防晒

黄褐斑患者大部分是由于光老化引起的，所以从青少年开始就应该注意防晒，遮阳伞、帽子、防晒护肤品都是防晒的好帮手。尤其在紫外线强烈的春夏季，出门前一定要擦隔离霜和防晒品。

一种理想的防晒品应该具有安全、对热和光稳定等特性，为防止长期和短期的紫外线辐射后果，它应该在防护 UVB 和 UVA 辐射时达到一个平衡的保护作用。

很多人以为只有夏天紫外线指数高

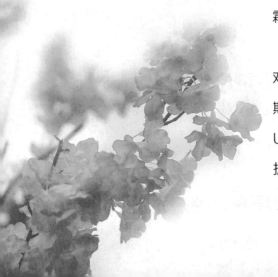

的时候才要防晒，那就错了！因为紫外线的指数高低只代表紫外线中的UVB 含量，UVB 是会让人的皮肤晒红、晒伤，但真正会让肌肤晒黑、出现斑点、皱纹、老化的却是 UVA，这种 UVA 强度最弱但穿透性超强，它可以隔着玻璃、薄衫使人不知不觉的晒黑，所以不要怀疑很多人会在冬天被晒黑，为避免这种情况就要随时随地擦上防晒乳。要真正地祛斑美白，就要做到预防重于治疗。

如今，防晒品只看 SPF 值已经远远不够。因为 SPF 只能防御UVB 紫外线，也就是说只能防御 1% 的紫外线。真正的阳光杀手是UVA，它占到地面紫外线的 98%。唯一能对付 UVA 的，就是选择防御 UVA 的"PA+"产品。水中的皮肤，由于阳光的反射，吸收紫外线的量会加倍，因此选择防晒品不光要选择 SPF30 以上的，更要选择PA……防晒品，而且最好选择防晒乳液而不是防晒霜。

使用防晒霜前，做好肌肤保湿工作，保持皮肤水润光滑，可以让防晒产品涂抹更为均匀，防晒效果自然不会打折扣。

一天使用几次防晒产品合适呢？防晒品从防晒原理上讲分为两类，一类是物理性防晒，是通过对紫外线的反射和散射来对皮肤起到屏蔽作用，达到防晒的效果。成分以氧化锌、二氧化钛为主打，优点是不需要被肌肤吸收，对皮肤刺激性小，防晒效果也稳定，有效防晒时间长。但它只有达到规定用量时才会产生防晒效果，所以质地较为厚重，稍显油腻，涂抹后容易泛白。另一类是化学性防晒，含有品种不同的 UVB和 UVA 滤光剂，用以吸收紫外线辐射，把辐射能量转化为热能来达到防晒目的。UVB 和 UVA 滤光剂的合并使防晒品更有效地防护 UVB和 UVA，如微粒化的二氧化钛可以用来增强抗红斑的效果，尤其通过与 UVB 滤光剂的协同作用使 SPF 达到 50 以上。优点是透明感好，质地较轻盈，不会给肌肤带来多大负担。但是需要涂上至少 20 分钟后才能产生作用。而且，它会被上皮组织所吸收，所以有时会引起超敏反应。无论是哪种类型的防晒品，到了中午时分，物理性的会脱落一部分，化学性的会降解一部分，为了保持防晒效果，一定要补涂一次防晒品。

（2）正确饮水

要有效祛斑，美得水亮透明，就要注意水分的补充。适度地补充细胞内的水分，不但可以帮助各器官运作正常，还可一并带走体内的陈旧废物，帮助新陈代谢。对于紫外线照射导致的皮肤底层的黑色素增生，也可以借助细胞的新陈代谢使之较快移除，还可以让表皮细胞由体内自然地补充水分，比保养品的由表皮补水要好很多。

正确的饮水方式是早晨起来先饮半杯温白开水，给脾胃一个温柔苏醒的信号，后面可以根据需要饮用各种茶饮，以小量频饮为最佳，这样既不增加胃肠膨胀的负担，也不增加肾脏的排泄负担。晚上尽量少饮水，减少夜间排尿引起的睡眠障碍。

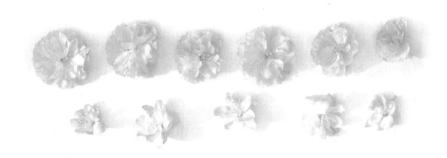

（3）走出祛斑误区

很多女性黄褐斑患者都是由于护肤品及化妆品使用不当造成的，不少女性的黄褐斑位于脸双颊、颧骨处，因为这里是护肤品最常光顾的地方。护肤品对皮肤的刺激是悄悄累计的，一开始感觉不到，但每天都刺激，影响就形成了。

长期使用化妆品会导致皮肤变薄、毛囊萎缩、毛细血管扩张等问题。长期滥用含有重金属类物质的化妆品会导致黄褐斑的产生及加重。因化妆品导致的黄褐斑患者，建议首先试试停用化妆品3个月。

美白成分真正起作用至少需要一个月的时间。先以皮肤代谢的周期28天为观察期，如果确实感到肤质产生了变化，请持续保养2～3个月。

要想预防黄褐斑，首先要正确使用化妆品，至少不要滥用，尤其是不用劣质化妆品。不能选择清洁过后面部感觉很干、很紧绷的洗面奶；浓妆要尽量避免，化妆时先使用防晒隔离霜。涂抹完防晒隔离霜之后，在容易晒伤的颧骨和鼻尖以粉扑按压含有防晒系数的蜜粉或两用粉饼，可以达到多重防晒、提升美白的功效，并且预防黄褐斑的生成。

（4）美白护肤品购买和使用须知

①美白产品系列通常包括洁面乳、化妆水、精华液、乳液、面霜等，但在使用上不见得要一整组配套使用才有效。可选用其中使用效果最佳的产品，通常为精华液、乳液或面霜三者之一，因其美白成分含量较高，停留在面部的时间较长。精华液和乳霜不建议使用不同品牌的产品，否则容易因成分上的冲突而导致过敏反应或功效降低。

②天然植物萃取成分，如洋甘菊萃取液、熊果苷、鞣花酸等，是提炼后的单一纯粹物质，能够深入皮肤产生作用，是经证明有效的美白成分。不过在使用含有熊果苷的美白产品时，不建议白天使用，因为熊果苷有光感性，遇光会产生反应，导致过敏或炎症性色素沉着，不仅达不到美白效果，还有可能使皮肤越来越黑。

③美白祛斑产品大多数成分为偏酸性，容易造成皮肤的干燥，因此在护肤时一定注意加强保湿护理，就是要在产品中使用有保湿功效的产品，而不能一套产品全都是美白功效的。

（5）口服美白产品，不是美白的安全途径

网络上和各种医美诊所里的美白丸、美白针，时刻让人有尝试的冲动。究竟这些产品包含哪些成分呢？

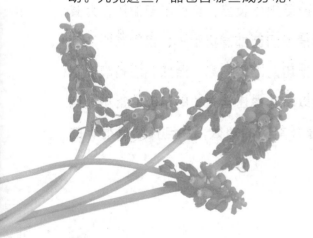

①氨甲环酸（传明酸）：受到很多皮肤科医生的青睐，因为它不但可减缓黑素细胞增殖、抑制黑素颗粒合成，还有修复皮肤屏障的功能，是美白的重要途径之一。它的安全性较高，除了发生率很低的月经量减少，和几乎未见报道的诱发系统血栓外，没有其他任何副作用。但需要强调的是，口服氨甲环酸不是作为化妆品进入市场的，而是需要皮肤科医生的诊断处方和观察随访的一种药物。

②谷胱甘肽：在口服谷胱甘肽4周的观察报告中，研究者发现口服会引起黑色素含量持续下降速度明显快于对照组，也就是说，口服谷胱甘肽确实有一定美白效果。但文章最后做了关键的保守性表态：国际范围内，长期口服谷胱甘肽的安全剂量至今尚未明确，更未获准进行更多相关临床试验。

③全植物成分：苦参精华、龙胆精华，薏苡仁精华、松树皮提取特殊成分SF、蜜橘皮提取成分、黑胡椒提取成分、大豆提取胶原蛋白等。关于这些，我们需要反复强调的一句话就是：任何化学成分，脱离了剂量来谈功效都是不科学的。也就是说，虽然这些成分可能有美白的效果，但是剂量不够就没用。更何况吃得太多，可能还有副作用。因为这些成分，对于美白的效果和他们的安全性及功效性报告，缺乏很多有效的临床数据。

总之，很多成分在理论上可能的确具有一定的系统美白效果，但事实上的功效如何，以及它们的安全有效剂量问题，还真的没有相关数据支持。市面上复配的一些所谓美白针，在国家食品药品监督管理总局网站上，是找不到它们作为药品和化妆品的注册备案或审批程序的，因此无法根据这套国际标准来管理它们。没有法律的监管，就没有安全性的保证。

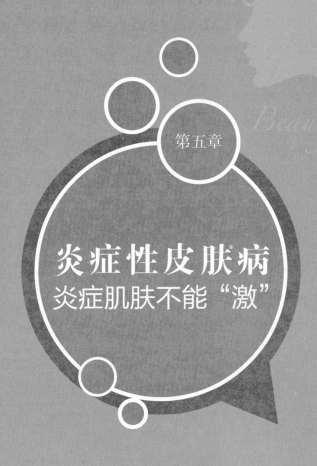

第五章

炎症性皮肤病
炎症肌肤不能"激"

:: 手足湿疹 ::

手足湿疹是由多种内外因素引起的发生于手足部的一种具有多形性皮损和具有渗出倾向的皮肤炎性反应。临床上以皮损多样性、慢性期皮损局限浸润肥厚、自觉瘙痒剧烈、易反复发作等为其特点。

手足湿疹皮损呈多形性，发生在手足部，皮疹往往对称分布，按皮损表现分为急性、亚急性和慢性3种。急性手足湿疹表现为多数粟粒大小的红色丘疹、丘疱疹和水疱，基底潮红，逐渐融合成片，由于搔抓，丘疹、丘疱疹或水疱顶端抓破后上呈明显点状或小片状糜烂，渗液，结痂。损害境界不清。如继发感染，炎症更明显，可形成脓疱、脓痂、毛囊炎等。自觉剧烈瘙痒。亚急性手足湿疹表现以红色丘疹、斑丘疹、鳞屑或结痂为主，兼有少数丘疱疹及糜烂渗液。仍有剧烈瘙痒。慢性手足湿疹常因急性、亚急性湿疹反复发作不愈而转化，皮损为暗红或棕红色斑或斑丘疹，常融合增厚呈苔藓样变，表面有鳞屑、抓痕及血痂，周围散在少数丘疹、丘疱疹等，自觉瘙痒剧烈。病程不定，易复发，经久不愈，皮损在一定情况下可急性发作。

美美关键词 **过敏　手足护理**

一、小故事

❶ 小王在美发店工作，从早到晚都在为顾客洗头发，一开始双手皮肤没有任何问题，过了几个月之后，忽然发现双手接触洗发液后经常感觉不舒服，先是发红发痒，后来手部起红色丘疹，瘙痒越来越厉害，抓破后会流水，但是下班后使用护手霜

保护皮肤，第二天症状会缓解。这种情况越来越严重，后来发展到使用护手霜也不能缓解症状，晚间瘙痒疼痛难以入睡。他意识到病情严重，要去医院就诊。

❷ 老李，从去年夏天开始，足背上就出现了瘙痒的症状，在搔抓后患处还长出一些红疙瘩，并逐渐蔓延到双足背及脚趾。先后用过多种治疗脚气的药水和药膏（如皮炎平、皮康霜、红霉素软膏等），但疗效都不好。最近，双手也出现了瘙痒的症状，在搔抓后患处开始发烂、渗液，患处的皮肤也逐渐变硬。

二、中西医对本病的认识

1. 西医的认识

湿疹的发病原因复杂，有内在因子与外界原因的相互作用，一般认为与变态反应有关。

外界因素如生活环境、气候条件等均可影响湿疹的发生。外界刺激如日光、紫外线、寒冷、炎热、干燥、多汗、搔抓、摩擦以及各种动物皮毛、植物、化学物质，日常生活用品如化妆品、洗涤用品等均可诱发或加重湿疹。手部由于接触水或接触肥皂、去污剂、橡胶手套等过多，更易诱发湿疹。

内在因素如慢性消化系统疾病、胃肠道功能紊乱、感染、精神紧张、失眠、疲劳、情绪变化、感染等均可产生或加重湿疹病情。

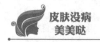
2. 中医的认识

中医称发生在手部的湿疹为"病疮"，发于下肢的湿疹为"湿毒疮"。手足慢性湿疹属于中医"顽湿疡"的范畴。

中医认为，手足湿疹的发生缘于禀赋不耐，腠理不密，外界风热湿邪侵袭；或饮食不节，过食辛辣肥甘厚味及荤腥动风之品，损伤脾胃，脾失健运，湿浊内停，蕴久化热，内蕴血分，外搏肌肤而发；或居住潮湿，风邪侵袭，风湿之邪与内在湿热之邪相合，发于肌肤；或患病日久，湿热久羁，耗伤阴血，血虚生风化燥，致肌肤失养而粗糙肥厚。

文献选录

《诸病源候论》："病疮者，由肤腠虚，风湿之气，折于血气，结聚所生。"

《外科正宗》："血风疮乃风热、湿热、血热三者交感而生。"

三、自己动手解决问题

1. 饮食

（1）饮食宜忌

患者尽量避免食用海鲜发物及有刺激性的食物，如牛羊肉、鱼虾、海鲜（包括海带、紫菜等海产品）、辛味（韭菜、茴香、芥末、胡椒等食物）、辣味、酒类（包括红酒、啤酒、白酒）。

（2）食疗方

①黑豆生地饮：黑豆60g，生地12g，黄防风6g，冰糖12g。前味加水适量，煮取汁液，再将药汁倒入锅中，加冰糖，边搅边加热，至糖溶化为度。功效健脾清热，养阴解毒。每日1剂，空腹服。

②百合绿豆汤：百合、绿豆各30g。以上二味加水共煮至绿豆烂熟，白糖调味。功效滋阴清热，利尿解毒。每日1剂，分2次服食。

③绿豆海带汤：绿豆30g，海带30g，鱼腥草15g，薏米30g，冰糖适量。将海带切丝，鱼腥草布包，与绿豆、薏米同放锅中熬煮，至海带烂、绿豆开花时取出鱼腥草。食用前用冰糖调味。功效清热除湿止痒。

④茅根薏仁粥：生薏苡仁300g，鲜白茅根30g。先煮白茅根，约20分钟后，去渣留汁，再放入已洗净的生薏苡仁煮成粥。薏苡仁性凉、味甘淡，可清热利尿、健脾除湿。白茅根性寒、味甘，可清热凉血、除湿利尿。二者配伍，可加强其功效。常喝此粥，可凉血祛湿止痒。

⑤百合桑葚汁：百合30g，桑椹30g，大枣1～2枚，青果9g。以上四味同入锅中。加水适量，煮取汁液，白糖调味。功效清热润肺，

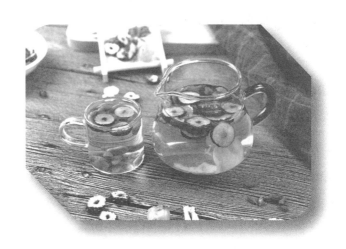

除湿止痒。每日 1 剂，代茶频饮。用于湿热蕴结型湿疹。

2. 外用调护法

（1）炉甘石洗剂：具有收敛和保护皮肤的作用，用于皮疹无渗出时。适用于荨麻疹、痱子等急性瘙痒性皮肤病。每日 4 ～ 6 次外用。涂抹时应注意，皮肤有破损则不能使用。

（2）2% ～ 4% 硼酸溶液：用于皮肤、黏膜及伤口的消毒，用于皮疹有渗出时。外用，洗涤创面及黏膜，亦可湿敷，每次 30 ～ 60 分钟，每日 2 ～ 4 次，或持续湿敷。注意长期反复应用本品可能发生慢性中毒，表现为乏力、厌食、脱发等，故不能长期使用。

（3）复方苦参止痒软膏：解毒、祛风、止痒，用于无渗出型的湿疹，症见皮肤红斑、脱屑、瘙痒。涂抹于患处，每日 2 次。

（4）克罗米通软膏：用于治疗皮肤瘙痒，可反复多次涂抹，注意勿涂于有渗出的部位。

（5）0.1% 乳酸依沙丫啶液：有杀菌消毒的作用，用于湿疹伴有感染，每次 10 ～ 15 分钟，每日 2 ～ 4 次湿敷。

3. 安全小成药

（1）龙胆泻肝丸：清热解毒，消肿止痛。用于疮疖溃烂、丹毒、疱疹、疥癣痛痒等。痤疮皮损红肿疼痛、大便秘结者可服用。每次

9g，一日1次。

注意：服药后出现消化道反应，恶心呕吐、腹痛腹泻应立即停止用药。

（2）防风通圣丸：解表通里，清热解毒。用于热毒内盛的风疹湿疮。一次1袋（6g），一日2次。

（3）参苓白术丸：健脾渗湿益气，用于脾虚湿盛型的湿疹。一次6g，一日3次。

（4）四妙丸：清热利湿，用于湿热下注、足部红肿疼痛的亚急性湿疹，舌红，苔黄腻。一次6～9g，每日2次。

（5）润燥止痒胶囊：养血滋阴，祛风止痒，润肠通便。用于血虚风燥、肌肤失养引起的皮肤病。适用于手足湿疹病程日久，皮肤干燥肥厚，瘙痒脱屑者。口服，一次4粒，一日3次。

四、医师箴言

1. 诊前注意事项

（1）衣着要宽松，易于暴露皮损，便于医生查看。

（2）如果皮损反复出现，时起时消，轻重不一，建议您在皮损变化时用手机拍下照片，光线要充足，不同角度、不同距离的多拍几张，这样看得较为真切，便于协助医生了解病情的变化。

2. 治疗过程中的密切配合

（1）注意外用药的用法

是厚涂还是薄涂？是否揉搓至吸收？药物在皮肤上保留多久？如何清洗？举例来讲，有渗出的湿疹一般不用软膏治疗，而选择用溶液湿敷。

（2）如何判断治疗是否有效

皮损部位表浅的，患病时间短的，疗程会相对短些；皮损若是严重，如糜烂渗出较多或皮损肥厚粗糙，那么疗程会长些。

皮损的消退分为两种情况，一种是缩小，然后消退；另一种是渗液结痂，然后消退。无论出现以上哪种情况，都是病情发生变化，是痊愈的必经阶段，关键是后续新发皮疹的数量减少，消退时间缩短。

对于手足湿疹的治疗，新发的皮疹容易治疗、见效短，发作时间长的皮疹见效时间会较长；有些人快些，有些人慢些，这都是正常的。皮损的治疗过程中有稍微加重的情况，也是正常的，只要趋势是在走向痊愈，就是有效。

（3）预防

尽可能寻找患者发病或诱发湿疹加重的诱因，避免外界不良刺激，如热水洗烫、剧烈搔抓；尽量不穿橡胶手套、使用皮毛制品；避免食用易致敏和刺激性食物，如海鲜、辣椒、酒、咖啡等。

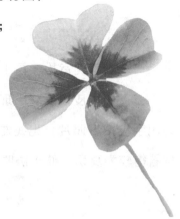

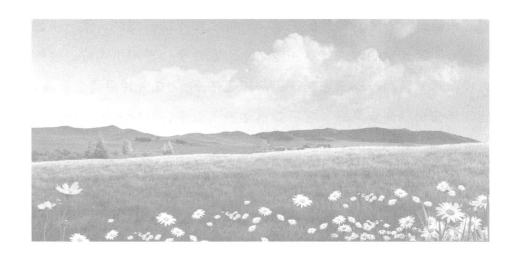

3. 护肤建议

（1）护手

①遇水后立即擦干：在洗手之后，必须立刻用毛巾或纸巾擦干双手，这个基本习惯对于手部护理来说非常重要；因为洗手之后，会有水分留在皮肤表面，这些水分在蒸发的同时，会造成皮肤中原有水分及营养的流失，进而影响到肌肤的弹性和光泽。因此，养成洗手后立即擦干的习惯是预防双手干燥的第一步。

②随身携带护手霜：手部肌肤长期暴露在干燥环境中，会因为缺少水分而导致皮肤紧绷，因此随身携带护手霜是护手的基本原则，每次洗手完毕或是感觉手部皮肤干燥时都应涂抹一些。如果手部皮肤干燥的情况较为严重，建议睡觉前改用质地丰盈的护手霜均匀涂抹于手部皮肤，双手互相摩擦至吸收，再戴一双全棉薄手套入睡。早晨起来后，就会发现双手皮肤干燥明显缓解，坚持一周，双手皮肤就会变得细腻且富有光泽。

③定期去角质：手部肌肤也会产生老化角质，进而干燥并产生

裂纹，阻碍营养滋润成分的吸收。对付手部粗糙的皮肤，第一步就是去角质，简单的方法就是先用温水浸泡双手，再用小颗粒的磨砂膏或含有磨砂微粒的洗面奶在手部轻轻按摩，10分钟后清洗干净，能让手部肌肤恢复柔嫩。之后要迅速擦干双手，涂抹质地丰盈的护手霜。

④正确处理甲周皮肤：手部是人体的循环末端，尤其是指尖，循环速度更慢，肌肤容易变得干燥，时间长了，角质层就会产生倒刺，不仅疼痛，还会使甲周的皮肤受伤，甚至引发流血。建议在指甲周围涂抹专门的营养油，预防倒刺的产生。在涂抹之后，要用手轻轻按摩促进吸收。如果已经产生倒刺，千万不要撕拉倒刺，那样会伤害甲周皮肤，导致感染和出血。正确的处理方法是用指甲钳剪除倒刺，并涂抹护手霜予以保护。

（2）护足

①鞋子的鞋底要薄厚适中，尽量不穿鞋底较薄的鞋子，因为鞋底薄容易使脚受凉；也不能太厚，比如像现在很流行的松糕鞋底，在走路的时候容易使人身体前倾，造成力量中心前移；而如果每天穿高跟鞋的话对脚的疲劳度和韧带不好，容易损伤，甚至夹脚磨破皮等。另外，鞋子的弧度一定要完美契合人体的脚形。所以，选一双舒服的鞋子是非常关

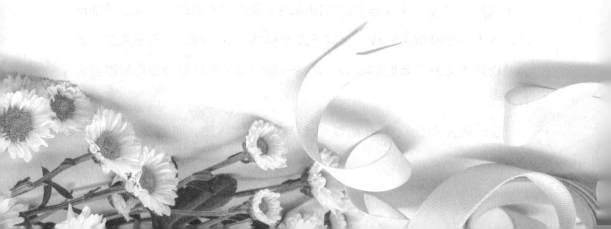

键的。

②坚持每晚睡觉前泡脚，建议在热水里放些姜片或艾绒，促进末梢血液循环的同时还可以解乏、益气，泡完脚后擦干，再擦上专用的护足霜，涂搽的时候采用打圈的方法使其完全按摩至吸收，坚持用两天就会发现足部干燥明显缓解。

③每天在床边准备一双干净的睡觉时穿的袜子（普通的纯棉袜就行），每天在睡觉前穿上袜子睡觉也是个好习惯，穿上袜子就不会着风着凉，因为脚凉了末梢循环就会比较慢，身体也容易进寒气。

:: 唇 炎 ::

唇炎又称"唇风""舔舌风"，是唇部黏膜慢性炎症性疾病，临床主要以口唇局部红肿痒痛、干燥开裂、溃烂、流黄水、反复脱屑为主要临床特征，以下唇部较为多见。根据病程分类，有急性唇炎和慢性唇炎；根据临床症状特征分类，有糜烂性唇炎、湿疹性唇炎、脱屑性唇炎。

唇炎的发病人群较为广泛，成人儿童均可发病，患者一般反复发作，时轻时重，干燥季节加重，持续不愈，一般不伴有全身疾病。由于本病病程较长，病情反复，病情症状明显，不仅疼痛瘙痒而且影响美观，给患者的生活和心理带来的影响非常大，故应早期积极主动治疗，避免疾病的加重和复发。

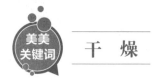
美美关键词　干　燥

一、小故事

❶ 刚刚到北京上大学的大一新生小张同学，由于是南方姑娘，刚到北京之后特别不适应北京干燥的环境，尤其是冬天，自己的唇部变得又干又红，于是就在同学的推荐下买了某个品牌的润唇膏，一开始的时候觉得效果还不错，于是每天晚上睡觉前都会涂一下唇部，可是有一天早上醒来之后就发现自己的唇部红肿得像一根广东腊肠，舍友开玩笑地说她是《东成西就》里的"香肠嘴"，吓得小张赶紧去医院看医生，医生诊断后告知小张她这是过敏性的唇炎，之后小张就再也不敢用这个牌子的润唇膏了。

❷ 小李出生在沿海地区，父母都以打鱼为生，他从小也一直跟随父母出海打鱼，父母年纪大了之后他就开始承担起家庭的重任，开始自己独立出海打鱼来维持家庭的生计，一天几乎有12小时都在海上，海上的光线特别强烈，渐渐地，他就觉得自己的唇部变得又红又肿，起初他还没当回事儿，觉得这只是小事儿，但是没过多长时间唇部就开始出现水疱和糜烂，看上去特别恐怖，这下小李才重视起来，去医院看过之后医生诊断为光线性唇炎。

二、中西医对本病的认识

1. 西医的认识

西医对本病的病因认识尚不明确，可能与某些温度、化学物质、机械性长期持续刺激等因素有关。

2. 中医的认识

唇炎与中医文献中所述的"紧唇""唇疮""唇风"及"唇湿"等相类似。中医认为其病机多为脾胃湿热内蕴，湿浊逗留，久郁化火，外受风邪，风性上行而夹湿浊上蒸于唇；或过食肥甘醇酒、辛热温燥之品，阳明胃热，脾经血燥，消灼津液，胃阴不足，津不上承；或禀赋不耐，皮毛腠理不密，触冒风热，感伤燥邪，伤阴化燥，损折肌肤；或脾胃湿热与情志郁结相并，以致湿热上攻，折于肌腠、搏于口唇而致病。治疗上主要从临床辨证，采用清热除湿和养阴润燥两大法则。

《证治准绳·杂病·第八册·唇》曰："风热客于脾经，唇燥裂无色。"

《外证医案汇编·卷二》指出，唇风"乃是阳明风火凝结而成"。

《外科正宗·卷十二·唇风门》："唇风，阳明胃火上攻。"

《医碥·卷四·杂症·唇》认为"皆燥热所致"，"大概以养血为要"。

《外科证治全书·卷二·唇部证治》认为："此脾经血燥也"。

《疡医大全·卷十四·唇紧门主论》曰："唇紧湿烂，乍好乍发，经年累月，又名唇沈，乃脾家湿热也。"

三、自己动手解决问题

1. 饮食

（1）饮食宜忌

富含卟啉的食物可使唇部对光敏感性加强，从而加重唇炎。因此要少吃油菜、菠菜、苋菜、胡萝卜、无花果、甜橙等含较多卟啉的食物。不能多吃醋、椒、姜、蒜、芒果等刺激性食物。忌烟酒，尤其不能用嘴唇叼香烟。

（2）食疗方

①蜜酿白梨：大白梨1只，蜂蜜50g。取大白梨1只去核，放入蜂蜜50g，蒸熟食。顿服，日2次。连服数日。适用于口唇干裂，咽干渴，手足心热，干咳，久咳，痰少。

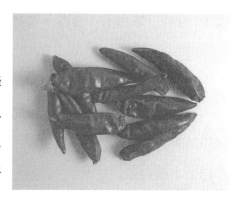

②桑椹膏：取鲜桑椹适量，微研至碎，绞汁，文火熬至原量一半时，酌加蜂蜜，再熬为膏，瓶贮。每日2次涂口唇，并饮服20mL，用温开水或黄酒送下。用于肝阴、肾阴不足。本品有滋阴养血，润肤，通血气，安魂魄，利关节之功效。

③适量百合、麦冬代茶饮，滋阴润肺。

2.外用调护法

（1）生肌膏：生肌、敛疮、杀菌，可用于唇炎伴有感染者，患者疼痛较为明显，唇黏膜出现破损者。外用，取适量摊于脱脂棉上，厚薄均匀，要大于创面1cm，敷于患处。

（2）氧化锌软膏：本品为淡黄色软膏，可用于急性或亚急性皮炎、湿疹、痱子，及轻度、小面积的皮肤溃疡。外用，1日2次，薄薄涂于唇部。

（3）红霉素软膏：本品每克含红霉素0.01g。辅料为液状石蜡、白凡士林，是白色至黄色软膏。可用于唇炎伴有细菌感染者，出现溃疡面也可使用。局部外用。取本品适量，薄涂于患处，一日2次。

（4）金银花30g，煎水待凉，用纱布叠3～5层，浸透湿敷，每次 10 分钟，每日 1～3 次。湿敷后不要用水洗，直接涂润唇膏即可。

3. 安全小成药

（1）黄连上清丸：散风清热，泻火止痛。用于风热上攻、肺胃热盛所致的头晕目眩、牙齿疼痛、口舌生疮、咽喉肿痛、耳痛耳鸣、大便秘结、小便短赤。本病具有流黄水症状时较为合适。口服，水丸一次 3～6g，一日 2 次。

注：如发生腹泻应立即停用，不能长期服用。

（2）氯雷他定片：对于过敏性唇炎伴有其他过敏症状，如皮肤瘙痒、丘疹等有较好的缓解作用。成人 10mg/ 日，肾功能障碍的老年人应降低用药剂量；6～12 岁儿童 10mg/ 日，或 5mg，2 次 / 日；2～6 岁儿童 5mg/ 日。

注：过敏症状缓解后即可停药，不能长期口服。

（3）维生素 C：大部分唇炎患者缺乏维生素 C，因此口服维生素 C 可有助于唇炎的治疗，是辅助治疗较好的选择。口服，每次 0.3g，每日 3 次。也可饮用维生素 C 泡腾片。

注：维生素 C 与阿司匹林肠溶片合用，会加速其排泄而降低疗效。

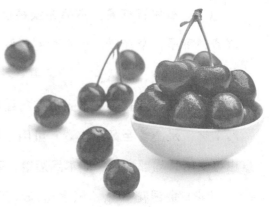

（4）丹栀逍遥丸：舒肝解郁，清热调经。用于肝郁化火，

胸胁胀痛，烦闷急躁，口角发炎，食欲不振或有潮热，以及妇女月经先期，经行不畅，乳房与少腹胀痛。口服，一次 6 ～ 9g，一日 2 次。

四、医师箴言

1. 诊前注意事项

如果皮损反复出现，时起时消，建议在皮损变化时用手机拍下照片，光线要充足，不同角度、不同距离多拍几张，便于协助医生了解病情的变化。

2. 生活中的注意事项

（1）养成良好生活习惯

首先要纠正舔咬唇部的不良习惯，对于日光比较敏感的患者出门应带日光伞，避免阳光直射。多量饮水，加速体内毒素的排泄。处置已翘起的唇皮，可先用纯净水或生理盐水沾纱布湿敷 5 分钟，再用干净的棉棒轻轻擦除即可，千万不要用手去撕，避免撕裂嘴唇，致使出血感染。

（2）保持唇部清洁

用餐过后，必须先拿纸巾按压去除唇上的油分，然后再涂抹护唇膏，这样有助于养护唇部。平时有脱屑口干，并且未发生唇部糜烂破溃的患者可使用油脂状的唇膏，保持唇部湿润，避免干裂。对于已经破溃糜烂结痂的患者，可以先用 5% 生理盐水湿敷，再使用红霉素眼膏薄薄涂于唇部，以积极防治感染。

（3）避免过敏因素

不要为了所谓的"美丽"，盲目地去做"文唇"；不要吃刺激性食物如辣椒、芒果等。挑选护唇膏要选配料天然、无刺激性的安全型润唇膏。使用无酒精、成分温和的专用唇部卸妆液，避免清洁力过强而造成对唇部的刺激。尽量不使用唇部磨砂膏。

（4）护唇不忘防晒

唇部的皮肤原本就很脆弱，加上一直裸露在外，所以很容易受环境的侵害而变得暗淡。由于不存在可以分泌出油脂的皮脂腺，所以唇部缺乏一层天然的保护膜，不仅容易失去水分，而且对于阳光中的紫外线更是没有抵御能力，故选用的护唇膏、唇彩或唇釉最好能具有一定的防晒系数。随着年龄增长，唇部肌肤角质层中的胶原纤维数量会不断减少，弹性变弱，这会直接导致皮肤松弛，唇部皱纹增多，甚至蔓延到唇线以外。

（5）正确使用护唇膏

护唇膏应四季使用，且一天中需要多次使用，尤其是饮水、吃饭后，护唇膏会脱落，如不及时补涂，就起不到应有的保护嘴唇的作用。如果嘴唇已经开始脱皮发炎，那就要暂时中止使用护唇膏，而改用药物治疗。建议在睡前使用护唇膏，将护唇膏放在床头柜上，方便临睡前使用，晚间入睡后不会因为吃饭喝水而导致护唇膏脱落，而护唇膏的有效成分会发挥一整夜，第二天起床后就会有水水润润的美丽嘴唇啦。

（6）自制唇膜

维生素 E 蜂蜜唇膜：用维生素 E 胶囊 1 粒，用针刺穿，挤进少许蜂蜜中，搅拌成淡黄色糨糊状，用棉棒取一点轻轻涂于唇部，可有效滋润唇部肌肤，祛除死皮，避免细纹产生。敷用 10 分钟后用棉棒蘸植物油轻轻擦除，再涂上润唇膏即可。

:: 化妆品皮炎 ::

化妆品皮炎是因自身敏感或感受化妆品中的致敏物质，及其他外界刺激等因素引起的急慢性皮肤炎症。临床主要表现为患处皮肤红斑水肿、灼热瘙痒、干燥脱屑。化妆品皮炎又称化妆品过敏、化妆品不良反应，是接触性皮炎的一种。

化妆品皮肤病在国内外发病率均较高。据英美消费者权益保护组织调查显示，在 10 万余名化妆品消费者中，有近 10% 的人自诉曾有化妆品皮肤不良反应的经历，由于绝大多数的发病者未能去投诉或去医院就诊，无法得到确切统计。化妆品皮炎女性多于男性，某些职业易罹患该病，如舞台演员等，30 ～ 40 岁者多见。化妆品内若含有激素，停用后皮损会反弹性突然加重。

美美
关键词　　**过敏　刺激**

一、小故事

❶ 小刘是一名化妆品代购，平常对自己的皮肤保养很有心得，对各个牌子的化妆品也都有了解，自己的保养意识也不错，护肤品都用比较高档的，千元面霜不在话下。因工作需要，前段时间小刘去了一趟韩国，根据网上的口碑选购了一款韩国本土产的面部 BB 霜，当时试用的时候感觉效果还不错，于是小刘回国后就继续使用该产品，大概使用一周左右，小刘就发现自己的双颊出现了一些丘疹，小刘以为是自己最近的工作压力太大导致的，也没多注意，每天还继续使用着该产品，

又用了一段时间后，小刘发现自己面部的丘疹数量越来越多，而且面部皮肤红肿、瘙痒，尤其是在早晨用了该款 BB 霜后，面部更加瘙痒难忍，小刘这才意识到可能与自己用的这款 BB 霜有关，于是立马停用了这款 BB 霜，并且赶紧去医院的皮肤科就诊，皮肤科的专家告诉小刘这就是典型的化妆品皮炎，并且告诫小刘一定要选择适合自己的化妆品。

❷ 正在上高一的小白同学脸上开始长了一些小痘痘，爱美的小白就在网上买了一些化妆品，刚开始用时，小白脸上的皮肤确实变得光滑透亮，比以前白净多了，小痘痘也看不见了，周围的同学都夸小白的皮肤变好了。可是用了一段时间后，小白就觉得脸上老是有瘙痒的感觉，尤其是双颊和眼睛周围，小白觉得这很正常，也就没有在意，每天照样化妆去上课，过了几天后小白的脸上开始出现一些红色的小丘疹，小白以为是蚊子咬的包，仍然没有在意，反而涂抹更多的化妆品想遮住小丘疹，半个月过去了，小白发现脸上的包包越来越多，这下小白可不敢怠慢了，赶紧拉着同学去医院的皮肤科就诊，医生一问，原来小白使用的是某种不知名的劣质化妆品，于是医生就给小白普及了一下如何正确挑选化妆品，以及化妆品使用不当会造成化妆品皮炎的相关知识。

二、中西医对本病的认识

1. 西医的认识

化妆品皮炎是指人们在日常生活中使用各种护肤化妆品引起的皮肤

炎症反应。化妆品的品种很多，主要包括：润肤、美白、防晒、祛斑、底妆、彩妆，以及染发、美甲、脱毛等。

（1）化妆品的主要成分

化妆品对皮肤有清洁、保护与美化效果，但其中含有的多种成分易引起化妆品皮炎。主要包括：

①保湿剂：如丙二醇、羊毛脂等，存在于润肤产品中，如面霜、乳液等。

②香料：如秘鲁香脂、檀香油、柠檬油、茶树油、香叶醇、橙花油、柑橘油等，可存在于各类化妆护肤品中，因为化学原料大多有一定气味，添加香料可以遮盖这些气味，并给予使用者心理愉悦的感觉。

③色素：如胭脂红、柠檬黄等，存在于胭脂、唇膏等着色性化妆品及底妆等遮盖性化妆品中。

④表面活性剂：如椰油酰胺丙基甜菜碱，存在于卸妆品、洁面产品、洗发香波等清洁用品中。

⑤防腐剂：常见有羟基苯甲酸酯类、咪唑烷基脲、季铵盐－15（Q-15）、异噻唑啉酮类、甲醛、双硫酚醇等，存在于各类护肤化妆品中。关于甲醛，在中国和欧盟的化妆品法规中，规定化妆品中游离甲醛的含量

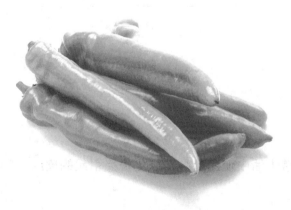

不得超过 0.2%，但文献报道甲醛引起过敏或皮炎所需的阈浓度远低于此。

⑥乳化剂：羊毛脂醇、鲸蜡醇等，加入的目的是将产品中的亲水性和亲油性成分均匀地混合，从而更好地发挥

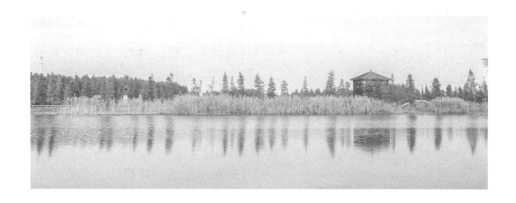

功效。

⑦染发剂：p-苯二胺等，是永久和半永久染发剂中的主要染色物质，也是头发染黑的主要功效物质。

⑧抗氧化剂：丁基化羟基茴香醚、丁基化羟氢甲苯等。

⑨遮光剂：4-氨基苯甲酸、对羟基苯甲酸酯类等。

（2）主要发病机制

刺激作用和过敏反应是化妆品皮炎的主要发病机制。过敏反应主要来自香料，其次为防腐剂。

①刺激作用：化妆品中的人工合成化学物质如色素和香料接触皮肤后，可直接刺激皮肤引起红斑、瘙痒等症状。

②过敏反应：对于皮肤敏感的人群，使用某些化妆品，如含有羊毛脂、各种香料及防腐剂的化妆品，可引起变应性接触性皮炎。另外，化妆品中添加的化学药物和中草药本身也是可以引起过敏反应的物质。

③光敏反应：如檀香油、柠檬油等是光感物质，涂搽在皮肤上，经日光曝晒会发生细胞损伤，引起炎症反应；防腐剂双硫酚醇也有光敏作用。

④色素沉着：有些化妆品含有茉莉花油、檀香油、香叶油等，可以

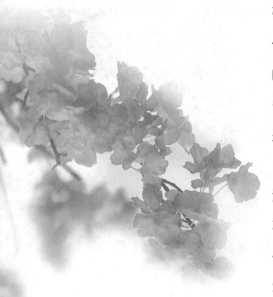

引起色素沉着，这其实是化妆品皮炎的一种特殊类型，在此类型皮炎中，炎症的表现较轻而色素沉着的特点显著。最多报道引起色素性化妆品皮炎的过敏原是香料。

大多数化妆品的不良反应是由于刺激反应引起的，由于个体的皮肤耐受力不一，若使用过勤，或因皮肤耐受力低，可引起刺激性皮炎。化妆品的成分复杂，其中含有的过敏原成分有多种，主要是香料、防腐剂等。这些物质本身无抗原性，属于半抗原，当它们与皮肤蛋白结合后形成完全抗原，才具备抗原性。抗原经过表皮内的朗格汉斯细胞或巨噬细胞的携带可到达局部淋巴结，激发 T 细胞使之活化并在附属淋巴结内增殖，称为免疫母细胞；其中有些 T 细胞作为效应 T 细胞回到原来接触抗原的部位，若再与该抗原接触时，则该细胞释放淋巴因子激发炎性反应。一般首次接触致敏物质后，需经 4～5 天以上的潜伏期才经历上述过程，发生过敏反应。因此，首次使用某一化妆品而发生过敏性皮炎，往往是在涂搽数日以后而不是在当日发生。

2. 中医的认识

中医称本病为"粉花疮"。中医认为本病多由于秉性不耐，血热内蕴，腠理不密，玄府失固，汗出当风，复又外涂胭脂、油彩或其他化妆品，以致染毒化热，侵袭体肤，正邪相搏，壅于肌肤，发为本病。某些质量低劣的化妆品，亦可塞滞皮毛，使毛孔闭塞。再经风吹日晒，或灯光久照，或卸妆未净，使彩毒之邪蕴结于皮肤，诱发致病。毒邪蕴结肌肤，玄府失和，发生丘疹、疖肿；日久阴血耗伤，气血瘀滞，而产生黑斑，形若面尘。总之，外触油彩之毒、内由禀性不耐是本病发生的根本机制。

文献选录

《外科启玄》云："妇女面生窠瘘作痒，名曰粉花疮。乃肺受风热，或绞面感风，致生粉刺，盖受湿热也。"

《疡医大全·粉花疮》云："粉花疮多生于室女，火浮于上，面生粟累，或痛或痒，旋灭旋起。亦有妇女好搽铅粉，铅毒所致。"

《诸病源候论·漆疮候》中记载："漆有毒，人有秉性畏漆，但见漆便中其毒……亦有性自耐者，终日烧煮，竟不为害也。"

《外科大成》中记载："由新漆辛热有毒，人之秉质有偏，腠理不密，感其气而生也。"

三、自己动手解决问题

1. 饮食

（1）饮食宜忌

避免食用辣椒、酒、浓茶、咖啡等刺激食物，禁烟，以免使皮疹和瘙痒等症状加重。

（2）食疗方

①白菜汤：白菜 250g 切块，加水做汤，加调料食之。白菜有清肺热、通利大小便的作用。适用于化妆品皮炎急性期患者食用。

②绿豆甘草汤：绿豆 100g，生甘草 20g，加水煎汤，取汁放温，频频饮用。绿豆、甘草都有解毒的作用，是中医治疗药毒的传统验方。适用于化妆品皮炎有内热，面部红斑、丘疹、瘙痒、烦躁、口渴者饮用。

2. 外用调护法

（1）绿茶水湿敷；生理盐水湿敷；青黛散麻油调敷；马齿苋或蒲公英煮水滤渣，冷湿敷。

（2）有些皮肤敏感者，用硼酸溶液或中药汤剂湿敷都可能有刺激，湿敷时面部皮肤有刺痒或沙痛的感觉，此时只能用凉白开水或矿泉水冷湿敷，每次 15～20 分钟，每天 3～4 次。

（3）氧化锌 20g，植物油 80g。调匀，外涂少量，每日 2 次。适用于化妆品皮炎急性期湿敷后用。

（4）氧化锌 15g，凡士林 85g，调匀。清水洗脸后乘皮肤湿润，薄薄涂于面部，每日 2 次。适用于使用化妆品后皮肤敏感干燥、色素沉着者。

（5）用生理盐水清洁面部，然后用加有蒲公英、马齿苋煎剂的中药喷雾机冷喷治疗

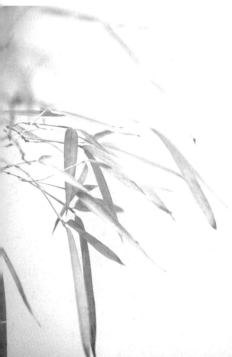

20 分钟，将六一散加入当归面膜粉中进行倒膜。

四、医师箴言

1. 诊前注意事项

（1）面部只需涂抹简单的护肤品就可以，不要使用有遮盖功能的面部用品，以免影响医生观察皮损。

（2）如果皮损反复出现，时起时消，轻重不一，建议在皮损变化时用手机拍下照片，光线要充足，不同角度、不同距离多拍几张，这样看得较为真切，便于协助医生了解病情的变化。

2. 生活调护

（1）在使用化妆品时，尤其是一些具有治疗粉刺、祛斑等特殊作用的化妆品，应先小面积试用。方法：在耳后或前臂内侧皮肤少量涂搽，观察 72 小时，没有发生瘙痒和红斑才可使用。这种方法可以减少化妆品皮炎的发生。

（2）面部发生皮炎，刺痒、灼痛等反应时，首先要寻找原因，及时停用并清除可疑的化妆品。不可使用劣质、过期、伪冒或感官性状不良（气泡、异味、颜色不均、粗劣）的化妆品。

（3）不宜同时使用多种化妆品，一般来讲，除臭增香、增白、滋润油腻、祛斑等化妆品较易引起皮炎，故应少用。如一直使用某种化妆品，感觉良好，则不必随意更换品种。

（4）患者应用凉水洗脸或冷湿敷面部，不要用热水或肥皂洗脸。皮

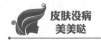
肤炎症在急性期，由于毛细血管扩张，会有不同程度的皮肤红肿、丘疹。用热水烫洗或浸泡，会使红肿加重；同时肥皂对炎症期的皮肤是一种化学性刺激，可加重病情。

（5）切忌盲目用药，特别是不要用含激素的药膏。激素类药膏能在短时间内快速减轻炎症，但是有副作用，容易产生依赖性，长期反复使用会使皮肤变薄敏感，出现色素沉着、红血丝、痤疮、多毛等。

3. 化妆品皮炎的治疗和调养

首先寻找病原、祛除病因，不要再接触该化妆品。有时病因不一定能找到，那就要细细分析了：凡是面部接触到的与护肤、化妆有关的物品都应排除，如洗面奶、护肤品、彩妆、洗发液、发胶等，而且同一品种、同种包装、不同批次的化妆品也可产生不同的结果。有时可看到有人在一瓶化妆品用完后买了品牌、作用相同的产品，用后却出现了皮炎，这也可能与所用产品是否正宗、厂家生产是否规范有关。

化妆品皮炎的治疗：急性期红肿有渗出时，以3%硼酸水、生理盐水等湿敷，仅有红痒无渗出时可用软膏治疗，面部使用药膏时应慎之又慎，尽量选择刺激性小、无光敏、对皮肤副作用少的制剂，如氧化锌软膏等。

4. 选购化妆品时应注意

（1）化妆品的商标是否规范，包装是否完整，商标上有无生产日期、使用期限、原料成分等。打开盒盖无气味异样、颜色暗浊、形态变异及气泡现象。非水质化妆品有水分渗出则说明质量有问题。购买化妆品最好去正规商店，以寻求质量保证。

（2）化妆品的香味宜淡勿浓，所含成分宜少勿多，以减少刺激皮肤的概率。包装宜小勿大，随买随用，不要长期存放，隔年的化妆品即使没有变质，功效也会减弱。

（3）不要混用不同品牌的化妆品，如把不同厂家不同品牌的化妆品随意混用，不仅会影响香味的纯度，更重要的是由于所含基质、原料不同，混用后可能会产生不利于皮肤的物质而引起皮肤病变。

（4）结合自己皮肤特点、季节、外界环境等选购恰当的化妆品。如干性皮肤或秋冬季宜用含油脂、水分较多的雪花膏、香脂类；油性皮肤或春夏季宜用含水分较多的乳液、蜜类；中性皮肤或春季宜用霜类化妆品。有些人认为化妆品贵的就是好的，好的就很贵。其实不然，好的化妆品是贵，但不会贵得离奇。所以要学会选择化妆品，贵的，不一定就适合你，别人用得好的，也不一定适合你。

:: 日光性皮炎 ::

　　日光性皮炎，亦称日晒伤，是由于皮肤长时间曝晒于日光下，日光中的中波紫外线被皮肤吸收后所引起的急性光毒性反应。常在表皮呈现红斑、丘疹、风团或水疱等，少数患者表现为红斑水肿或斑块，有类似于烫伤的感觉，日晒后症状明显加重，痛痒难忍，一般患处皮肤色素增加，可持续多年反复发作。本病由于多发生于暴露部位，非常影响美观，同时晒后皮肤恢复也需要一定的时间，对患者的精神压力影响较大。

　　日光性皮炎的发病率很高，区域化和季节性明显，一般于日晒较充足的沿海地区多发，夏季明显，多是由于自身防护不当，以及自体敏感性较高导致。患者会在日晒后第二天病情到达高峰，同时还可伴有发热、头痛、心悸、乏力、恶心、呕吐等不同程度的全身症状。但是大部分患者一周后可恢复。

美美
关键词　　**防晒　光毒**

一、小故事

　　❶ 刚刚高考结束的小李同学是北方姑娘，高考结束想好好放松一下，和家人一起去海南游玩，听说日光浴对身体很好，于是在未进行任何防护的基础上，大部分时间在海边享受阳光，日晒两天后出现面部及颈部的皮肤潮红、肿胀，伴有灼痛、轻度瘙痒感，吃完海鲜后瘙痒疼痛更加明显。于是自服扑尔敏片，瘙痒疼痛缓解，但是依旧红肿，而且特别困，没有心情再

享受旅行了，只好去医院看医生，医生诊断后告知小张她这是日光性皮炎，与长时间的日晒有关。

❷ 小方是个户外徒步爱好者，无论工作多忙，平时总是要和好友户外徒步，近两年小方发现，自从生过宝宝，自己每到春夏天徒步回来就会出现面部、颈部、上肢部的潮红，尤其是面部，潮红明显，连着好几天都不恢复，起初她还没当回事儿，后来总是越来越频繁的发生，严重时，出门时间长了都会发红，弄得小方好苦恼，去医院看过之后医生诊断为日光性皮炎。

二、中西医对本病的认识

1. 西医的认识

日光性皮炎是皮肤接受超过耐受量的紫外线照射而引起的急性皮肤炎症，与自身敏感性相关。

皮肤接受了超过耐受量的中波紫外线，一方面是由于日光过强、暴露时间过长，另一方面可因个体皮肤的易晒伤因素，如白、嫩、薄的皮肤。皮肤经紫外线过度照射后，细胞中的蛋白质和核酸吸收大量紫外线产生复杂的光化学反应，造成表皮细胞坏死，释放多种活性炎症因子，引起真皮血管扩张、组织水肿、黑素合成加快等反应。

2. 中医的认识

中医称本病为"日晒疮""光毒"，因日晒后导致皮肤潮红、肿胀、

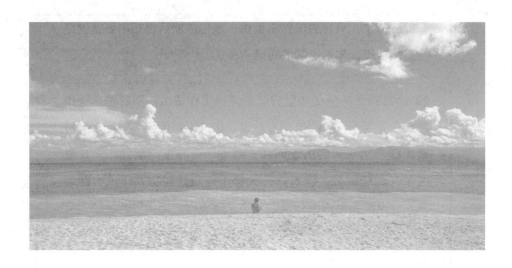

不适感而得名。

中医认为，青年人生机旺盛，血气方刚，阳热偏盛。若素体阳热偏盛，肺经蕴热；加之风热之毒外感，引动身体内伏热之邪，上蒸面部而发生潮红、肿胀、水疱等。

日光照射是日光性皮炎发病的直接原因。随着社会的快速发展，人员流动增快，旅游外出者较多，不同地区光照强度有差异，对于不同体质人群来说，由于生活环境的不同，其对外邪的耐受能力也有差异。

饮食不节是日光性皮炎发病的主要原因。随着生活条件的改善，很多年轻人喜食辛辣肥甘厚味，辛辣之品性热，偏嗜日久宜助阳生热；肥甘厚味指油腻、油炸、甜食，多难以消化，过食则中焦运化失常，易积湿生热。内热平素蕴于体内，当外邪为热邪之时，同气相求，而内外相引。

睡眠不足也是日光性皮炎发生的诱因之一。中医认为，夜间的睡眠是保证营卫之气互相为用的基础，睡眠充足，卫气护卫功能强，而机体更不易为外邪所扰，日光性皮炎的发生几率也会随之下降。

过敏体质者容易发生日光性皮炎，中医理论认为，过敏体质者属气血亏虚，机体卫外功能较弱者，日光也属于外邪，所以此类患者容易发生日光性皮炎。

文献选录

《洞天奥旨》："日晒疮，乃夏天酷烈之日曝而成者也。必先疼后破，乃外热所伤，非内热所损也。大约皆奔走劳役之人与耕土胼胝之农夫居多，若安闲之客，安得生此疮乎？故止须消暑热之药，如青蒿一味饮之，外用末药敷之即安。"

《外科启玄》："日晒疮……内宜服香薷饮加芩连之类，外敷金黄散、制柏散、青黛散等药治之，则自安矣。"

《外科启玄》："此乃酷日晒曝，先疼后破而成疮，此辛勤劳作、佣工务农之人多有之。宜制柏散加青黛治之。"

《医宗金鉴·外科心法要诀》："面游风燥热湿成，面目浮肿痒虫行，肤起白屑而痒极，破津黄水津血疼。"

《外科启玄》："三伏炎天，勤苦之人，劳于任务，不惜身命，受酷日晒曝，先疼后破，而成疮者，非血气所生也。"

三、自己动手解决问题

1. 饮食

（1）饮食宜忌

平素营养均衡，确保一定量的维生素、蛋白质的摄入，提高自身免

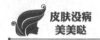

疫力。特别重要的是平素增强自身体育锻炼，保证身体机能运转良好，卫外功能增强，注意做好防护工作。

禁忌过于辛辣及光敏性的食物。辛辣食物包括辣椒、韭菜、茴香、芥末、孜然等。光敏性食物主要指芹菜、芒果、苋菜等。

（2）食疗方

①薄荷绿豆汤：绿豆放入清水 500g 煮好。薄荷用水冲洗，加水约1 大碗，浸泡半小时，然后用大火煮沸冷却，过滤，再与冷却的绿豆汤混合搅匀。绿豆含有丰富营养元素，有增进食欲、降血脂、降低胆固醇、抗过敏、解毒、保护肝脏的作用。绿豆味甘，性凉，入心、胃经；具有清热解毒、消暑除烦、止渴健胃、利水消肿之功效。

注意：绿豆性寒，素体虚寒者不宜多食或久食，脾胃虚寒泄泻者慎食。

②酸梅汤：乌梅、山楂、甘草，比例 3：2：1。将搭配好的材料放入盛满水的锅中煮开，煮开后转为小火熬制 40 分钟左右。品尝一下

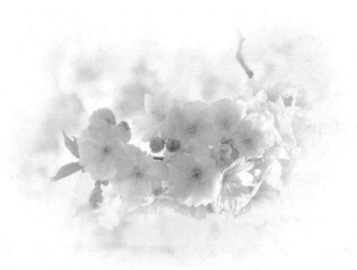

味道是否合适，如果合适就可以等凉后饮用了，如果味道不合适可以放入冰糖调整一下。

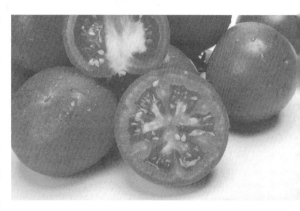

③荷叶10～15g，沸水冲泡，代茶饮，每日1剂，可冲泡数次。荷叶有通利小便以泄热的功效，能抗炎、抗菌。适用于皮肤潮红肿胀者。

2. 外用调护法

（1）冰牛奶湿敷

脸部皮肤如果因晒伤太厉害而红肿疼痛，可以用凉开水冲洗，然后再以浸泡过冰牛奶的纱布敷在脸上，疼痛及发红的症状就会减轻，此法只用于轻度晒伤的短暂止痛。湿敷结束后不用冲洗，待半干时薄涂芦荟胶即可。

（2）中药面膜

中药面膜对于非急性期的日光性皮炎患者具有较好疗效，取白及、白芷、白术、白蔻仁各等分，研磨成粉末，用蒸馏水调匀涂于皮损上，半小时后清水洗净，涂柔和的化妆水和乳液。此面膜可以长期使用，具有美白的效果。

（3）冬瓜汤外涂

取冬瓜500g，切碎放入高压锅内兑入少量凉水慢炖20分钟，出锅弃渣滤汁盛入净器，兑入100g白酒，放炉上再煮5分钟即成。放凉，灌入瓷瓶内置于冰箱贮存。用时，倒入碗中少许，用手蘸此液涂抹皮炎处，一日3次，每次涂抹10mL左右。本法不仅可防烈日曝晒，而且对日光性皮炎有很好的治疗作用。

3.安全小成药

（1）三妙丸：燥湿清热，消肿止痛。可用于日光性皮炎皮损色红、渗出较为明显者。服药期间，忌食鱼腥辛辣发物。用法：饭后口服，一次20丸，一日3次。

（2）防风通圣丸：解表通里，清热解毒。可用于日光性皮炎的发作期。用法：口服。一次1袋（6g），一日2次。

四、医师箴言

1.诊前注意事项

（1）基础护理，避免化妆

晒伤的患者在去医院就诊前，应尽量避免化妆，只做基础护理即可，这样可以保证已经受刺激的敏感肌肤不会再次受到化妆品的刺激，不会进一步加重病情，同时也便于医生查看病损。

（2）防止二次晒伤

虽然只需要做皮肤的基础护理，但是在来医院的路途中，基本的防晒还是必需的，二次晒伤会加重病情，延长治疗时间。防晒可以采用戴大框墨镜、打遮阳伞、戴宽边遮阳帽等方式。

2. 治疗过程中的密切配合

（1）护肤品的选择

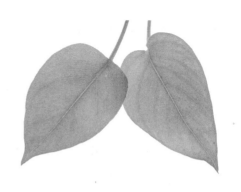

在发病过程中，皮肤的敏感性增高，对原有护肤品发生过敏是很有可能的，患者应密切观察自身皮肤状况，对过敏的护肤品停止使用，以免加重病情。

（2）发生不适感的自我解决方法

日光性皮炎是一种急性炎症反应，在治疗过程中发生二次晒伤也是非常常见的，当患者发生二次晒伤时，出现面部红肿不适感，首先，应进行自我"解救"，将矿泉水放入冰箱中十分钟取出，将面膜纸浸入水中后敷在脸上，可在一定程度上缓解不适症状。

3. 正确防晒护肤

（1）最佳防晒方法还是把裸露的皮肤全遮住。不仅要穿防晒衣，还要戴上宽檐的帽子，还有大框太阳镜，因为防晒霜无法保护眼睛和眼睑。

（2）出门前半小时涂抹防晒霜。由于防晒霜的成分需要被皮肤吸收后，才能发挥长时间的防晒功效，因此必须在出门接触阳光前半小时就擦拭完毕。海滨游泳时，防晒品的防晒指数值要在30以上。游泳时最好选用防水的防晒护肤品。

（3）全年都要防晒。冬季的UVB虽然比夏季少3～4倍，但UVA的含量并没有多大变化，因此防晒不仅仅是夏天的事情，而是要做到全年防晒。

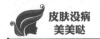
（4）补妆的同时要防晒。在中午补妆时，建议先用纸巾按压花妆的部位，吸去多余的油脂，在干燥脱皮的部位按压涂抹少量保湿啫喱，等候 5 ～ 10 分钟皮肤的干燥缓解后，再用含有 UV 防晒的粉饼补妆。

（5）对于易起痘痘的人群，要格外注意选择清爽不油腻的防晒用品，可以参考产品是否标有 non-comedogenic（不致粉刺性）、Oilfree（无油脂）字样。有了痘痘的人群，皮肤容易有炎症，比正常皮肤更加容易受到外界的伤害，更需要防晒产品的保护。接触过多的紫外线只会让皮肤情况进一步恶化，同时促进黑色素的产生，使痘印更加明显，不易消退。

（6）在防晒产品的使用方面，有三点是最重要的：一是足量，二是及时补涂，三是覆盖全部暴露部位。关于用量，前文提到了质地稠厚的防晒霜，在面部和颈部处各应使用一元硬币大小。如果要精确用量的话，应达到 2mg/cm²，才能起到标签所标注的效果，全身所需用量大约是 30mL。但实际上大多数人日常用量只能达到 10% ～ 75%，所起的功效也远远不足。裸露的部位都应使用足量，而手、颈、眼、唇、耳往往会被忽视。化学性防晒剂由于参与光反应，有效性持续减低，所以应该及时补涂，一般建议室外活动时使用 SPF30+ 的防晒用品，每两小时补涂一次，室内可用 SPF30 的防晒产品，每天早上、中午各一次

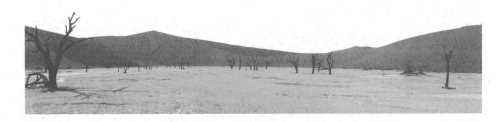

即可。物理性防晒剂中的有效成分不会因为参与光反应而减少，但可能被摸、抓等动作蹭掉，因此也有必要及时补涂。

有人可能会觉得涂抹防晒用品很麻烦，出门只需要遮阳伞就可以了。其实不然，地面、墙壁、玻璃等都能反射部分紫外线，最终到达皮肤表面的并不比直射的紫外线少。因此皮肤裸露面积较大时，不要怕麻烦，涂满防晒霜，防晒可不是小事情！

:: 激素依赖性皮炎 ::

激素依赖性皮炎又称刺激依赖性皮炎、糖皮质激素瘾性皮炎，是因长期反复不当地外用激素引起的皮炎。多发于面部、外阴、皱褶部等皮肤薄嫩处。表现为外用糖皮质激素后原发皮损消失，但停用后又出现明显的红斑、丘疹、脓疱、皮纹消失、脱屑等皮肤炎性损害，需反复使用糖皮质激素以控制症状并逐渐加重的一种皮炎，长期用药后留下色素沉着（减退）、萎缩纹、毛细血管扩张、多毛、脓疱等症状，伴有刺痛、烧灼感。近年来，发病呈逐年上升趋势，顽固难治愈。

激素依赖性皮炎可分为5型：①面部皮炎型：面部皮肤红斑、丘疹，伴皮肤潮红、毛细血管扩张；②痤疮样皮炎型：面部皮肤密集分布的粉刺、丘疹、脓疱；③皮肤老化型：面部皮肤干燥、脱屑、皱纹增多；④色素沉着型：面部皮肤灰暗，可伴片状或弥漫分布的淡褐至深褐色色素沉着斑；⑤毳毛增生型：面部皮肤可见毳毛增粗变长。

美美关键词

刺激　　皮肤屏障

一、小故事

❶ 王女士，女，27岁，小时候皮肤很好，就擦擦润肤露，高中时皮肤偶尔长痘痘、起皮，用了几次皮炎平，一擦就好，反反复复，后来皮肤很敏感，稍微吃点辣的，或是晒了下太阳，或者是天气干燥一点，或者天上飘点柳絮，脸整个就像被灼烧一样红起来，用手摸一下也感觉脸上有点烧烧的刺刺的感觉，春天、夏天容易发作，秋冬季好一点，继续使用皮炎平，以上

症状就会缓解。上了大学后，症状越来越严重。自己以为是过敏，换了几种护肤品，还是会红肿。但是一用皮炎平就好，不用就不行，最后发展到每天都要使用皮炎平，一天都不能停止。这时，王女士才觉得一定要去医院看病了，果然，皮肤科医生告诉她，她患了"皮质激素依赖性皮炎"。

❷ 孙某，女，18岁，因面部出现大小不等的痘痘，被诊断为痤疮，自行购买并使用各种所谓治疗痤疮的外用药涂抹面部。在此过程中，经常用洗面奶洗脸去油脂，用各种"保湿水"湿润面部，以及使用面部护肤品，其面部痘痘时消时长，反复出现，并经常用手挤破痘痘，后留有面部凹凸不平区域，面部部分皮肤伴有红疹，不易消退，双侧脸颊部仍出现一些痘痘，并与皮肤红疹连成一片，用什么护肤品都过敏，连用清水洗脸都会导致脸发红发痒，更不用说涂抹护肤品了。她赶快去医院看病，皮肤科医生详细询问了病情，告诉她所患疾病为"皮质激素依赖性皮炎"，可能是护肤品中的非法添加导致的。

二、中西医对本病的认识

1. 西医的认识

该病的致病原因明确，为外用含类固醇类激素的药物或化妆品，但致病机制不完全清楚，它包括变应性和非变应性两个方面。由于长期外用激素，一方面因激素发挥抗炎作用的同时导致或进一步加重因其他疾病导致的皮肤屏障破坏，表皮变薄；还可降低皮肤中天然保湿因子含量，经皮肤水分丢失量明显增高，同时皮肤含水量下降。另一方面，激

素本身也可以诱导某些炎症因子的表达，使炎症易于产生，并进一步诱发真皮炎症反应。特别是停药１～２周内更为明显，导致面部皮肤炎症的反复并逐渐加重，从而产生对外用激素的依赖。病理研究同样提示炎症反应的存在及皮肤屏障结构受损。

2. 中医的认识

中医古籍中没有这一病名，但根据其临床特点，当属"药毒""风毒""面游风"范畴。其形如《金匮要略·百合狐惑阴阳毒病脉证治第三》中对阳毒的描述——"阳毒之为病，面赤斑斑如锦文"。激素，从中医角度而言从火、从阳，为助阳生热之药，久用有生热耗津、亢阳伤阴之弊。患者禀赋不耐、血热内蕴或阴虚内热，外受药毒之邪，毒邪与气血相搏，犯于肌表，内不得疏泄，外不得透达，导致肌肤受损，其病在气血分，病性属实，以热、毒、瘀为主。

文献选录

《外科启玄》中记载："妇女面生窠瘘作痒，名曰粉花疮，乃肺受风热，或绞面感风，致生粉刺，盖受湿热也，内外足踝骨生疮，名曰裙边疮，是受裙边风所致，久治不瘥。"

清代名医冯兆张认为："面部，阳明所属也，其或胃中有热，有郁火则面热。若风热内甚而上攻，令人面目浮肿或面鼻紫色，或风刺瘾疹。"

《诸病源候论》中记载："诸久掩者内热外虚，为风湿所乘"，"肺主气，候于皮毛，脾主肌肉。气虚则肤腠开，为风湿所乘，内热则脾气温，脾气温则肌肉生热也；湿热相搏，故头面身体皆生疮"。

清代顾世澄曰："粉花疮多生于室女，火浮于上，面生粟累，或痛或痒，旋灭旋起。"又："面痛为火……心之华在面，而心君火上。"

《素问·平人气象论》载："面肿曰风。"

三、自己动手解决问题

1. 饮食

（1）饮食宜忌

平素饮食宜清淡，多吃新鲜的蔬菜、水果，禁食牛羊肉、鱼虾、海鲜、辛辣、酒等食物。辛味食物包括韭菜、胡椒、芥末、洋葱、孜然、蒜苔等。牛羊肉、辛辣食物、酒为燥烈辛发之品，会加重体内的热毒；鱼虾、海鲜为易过敏食物，此时肌肤处于敏感状态，应避免刺激。同时应少吃甜食、油腻食物，多喝水，以利于新陈代谢。

（2）食疗方

①豆腐菊花羹：将野菊花、蒲公英煎煮取汁，加入豆腐、调味品同煮，最后以适量水淀粉勾芡，搅匀即可。功效：清热解毒。适用于瘙痒的激素依赖性皮炎。

②凉拌三苋（《中华临床药膳食疗学》）：鲜苋菜 100g，鲜冬苋菜 100g，鲜马齿苋 100g，调料适量，将三物分别用开水焯至八成熟，捞

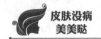

出后浸入冷水中 5 ～ 10 分钟，取出控去水，切断，入调料后拌匀即可。清热解毒，凉血止血。适用于热毒炽盛的患者。

③薏米绿豆百合粥：薏米 50g，绿豆 25g，鲜百合 100g，白糖适量。百合去内膜，加盐轻捏，洗净以去苦味。薏米、绿豆加水煮至半熟加百合，文火焖至熟烂，加糖即可。功效清热、利水、除湿，适用于湿热蕴结型激素依赖性皮炎。

④番茄胡萝卜汁：番茄 2 个，胡萝卜 1 个，洗净，放入搅拌器中挤汁，饮用，每日 1 次。番茄富含维生素 C、胡萝卜素等，药理研究有抗炎作用。胡萝卜有维持皮肤黏膜层的完整性，防止皮肤干燥、粗糙的作用。饮用番茄胡萝卜汁可减轻皮肤炎症。

⑤野菊花茶：野菊花 10 ～ 15g，沸水冲泡，代茶饮，每日 1 剂，可冲泡数次。野菊花有清热解毒的功效，能抗炎、抗菌。适用于激素依赖性皮炎。

⑥芦根鱼腥草饮：取鲜芦根洗净切段，与鱼腥草一起入锅加水煮，取汁加糖调服。芦根、鱼腥草有清热解毒、除湿之效。

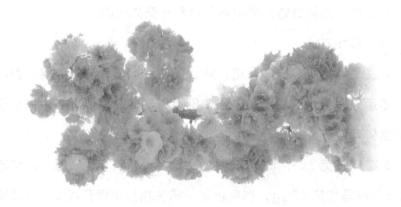

2. 外用调护法

（1）芦荟面膜

取新鲜芦荟，用开水洗净，晾干，捣烂，用纱布挤汁，冷藏。湿敷患处并洗面。芦荟有清热解毒、消炎杀菌作用，可治疗面部炎症。

（2）中药面膜

选用具有疏风清热、消肿止痒作用的中药，常用野菊花、黄芩、牡丹皮、白鲜皮、苦参、马齿苋等。各取30g药物，煎煮成液，放凉，备用。用时先清洁面部，取毛巾或面膜纸，于药液中浸湿，敷于面部，保留30分钟后去除，每日或隔日1次。

3. 安全小成药

（1）氯雷他定片：抗过敏。用于缓解慢性荨麻疹、瘙痒性皮肤病及其他过敏性皮肤病的症状及体征。每次10mg，睡前服。

（2）润燥止痒胶囊：养血滋阴，祛风止痒，润肠通便。用于血虚风燥所致的皮肤瘙痒、痤疮、便秘。可用于激素依赖性皮炎血虚风燥型。一次4粒，一日3次。

注意：不宜同时服用温热性药物。

（3）复方青黛胶囊：具有清热解毒、消斑化瘀、祛风止痒等作用。用于治疗以潮红、灼热为主的激素依赖性皮炎。一次4粒，一日3次。

注意：孕妇禁用。肝脏生化指标异常、消化性溃疡、白细胞低者禁用。药性偏寒，脾胃虚寒、胃肠不适及体质虚弱者慎用。

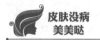

四、医师箴言

1. 诊前注意事项

（1）停用一切糖皮质激素外用制剂。面部只需涂抹简单的保湿护肤品就可以，不要使用有遮盖功能的面部用品，便于医生查看皮损。

（2）如果皮损反复出现，时起时消，建议您在皮损变化时用手机拍下照片，光线要充足，不同角度、不同距离多拍几张，这样看得较为真切，便于协助医生了解病情的变化。

（3）激素依赖性皮炎治疗时间较长，且过程中可能反复，患者对治疗要有耐心，坚持治疗，保持愉快的心情。

2. 治疗过程中的密切配合

（1）注意外用药的用法

注意涂药部位，先涂哪种药膏？是厚涂还是薄涂？是否揉搓至吸收？药物在皮肤上保留多久？如何清洗？

举例来讲：

一般治疗激素依赖性皮炎会使用胶原贴敷料，修复皮肤的屏障功能，降低血管通透性，防止皮肤水分丢失。如果同时还有外用药的使用，需要先用敷料，再涂抹外用药，最后使用护肤品。

（2）如何判断治疗是否有效

面部红肿有缓解，不像以前严重，或红肿部位缩小，或红肿时间缩短。如果面部有瘙痒和灼热的感觉，治疗有效，瘙痒和灼热会减轻或消

失。另外就是皮炎反复发作的间隔
时间延长，说明治疗有效。

激素依赖性皮炎治疗时间较长，
尤其是激素使用病程越长的，治疗
时间也越长。皮损的治疗过程中，
如果受到外界刺激或生活变化，有
稍微加重的情况，也是正常的，只
要趋势是在走向痊愈，就是有效。

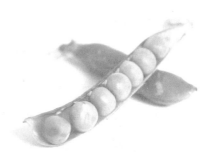

3. 正确护肤

（1）了解抗炎与保湿的关系

激素依赖性皮炎患者大部分皮肤紧绷、发干，这是因为皮肤屏障功
能受损，不能有效锁住水分，而水分的缺失会加重皮肤敏感程度，易诱
发皮肤炎症。所以激素依赖性皮炎患者的保湿工作是非常重要的。保湿
工作做好了，皮肤的炎症就会减轻，会加快皮肤的修复。

（2）了解防晒的重要性

激素依赖性皮炎属于光线加剧性皮肤病，大部分激素依赖性皮炎患
者的皮肤对阳光十分敏感，因此必须指导患者注意避光防晒。科学的做
法是：①选择适宜的防光剂，正确掌握使用方法，如应使用 SPF 值 30
以上的高效防光剂；防光剂在出门前 20 分钟使用。②避免在光线强烈
时外出，必须要外出时穿长袖衣物，戴宽沿帽子，使用遮阳伞。③避免
使用光敏性药物，如四环素、喹诺酮类抗生素、噻嗪类利尿药及中药防
风、补骨脂等。④避免食用光敏性食物，如田螺、灰菜、芹菜、香菜、
苋菜、紫云英等。⑤不管是晴天，还是多云、阴天，都要注意防护，因

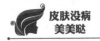
为云层仅能减少部分紫外线的辐射。

（3）注意洗脸的水温

人的面部温度是32℃，因此洗脸时水温也应是32℃，与面部温度相同。如果使用温度较高的热水，虽然能够强力祛油，但是会损伤对面部有保护作用的皮脂膜，是得不偿失的行为；如果使用温度较低的冷水，则易使皮肤毛孔收缩，油脂不易洗净，达不到理想的清洁效果。激素依赖性皮炎的患者脸易红易热，应使用温度较低的凉水洗脸，不要揉搓肌肤，不要经常洗脸，一天最多两次。如果使用自来水洗脸会有刺痒或刺痛，则可换用凉白开或纯净水洗脸。

（4）如何对症处理各种问题

①皮肤潮红发烫：这是一种极为不舒服的感觉，可以将5～6层纱布用低于皮肤温度的纯净水或生理盐水浸湿，以不滴水为度，敷于面部，每次15～30分钟，其间如果感觉纱布温度升高时就重新浸泡纱布。这个方法可以迅速收缩毛细血管，使灼热的皮肤镇静下来，有效缓解发红和灼热的症状。

②面部毛细血管扩张：染料激光是消除面部毛细血管扩张的首选治疗，脉冲激光也可以选用，疗效非常不错，对于比较复杂的毛细血管扩张，可以联合使用上述两种技术。由于红血丝与皮肤的颜色不同，利用这种差异，可以选择血丝吸收而皮肤不吸收的光来封闭血丝，这就是治疗的原理。这是一种非常安全的治疗方法，只要找到有经验的医师就可以做到。

（5）如何选择护肤品

①洁面乳：激素依赖性皮炎患者角质层较薄，洁面产品易刺激，尽量不用泡沫洗面奶，可以使用药妆产品中的擦拭型洁面乳，或仅使用清

水清洁。

②护肤水：建议使用成分简单、不含酒精的保湿护肤水，最好使用药妆中针对敏感肌肤的护肤水。护肤水不能作为护肤的最后一步，因为它不含封包剂，无法保持皮肤角质层的水分，易造成面部干燥，出油增加，病情加重。

③乳液和面霜：建议使用为敏感皮肤设计的保湿乳液和面霜，具有抗过敏、消炎、保湿功能，有助于恢复皮肤屏障。

（6）如何选择化妆品

激素依赖性皮炎患者不建议使用化妆品，因为化妆品成分较护肤品复杂，易刺激肌肤，加重炎症。

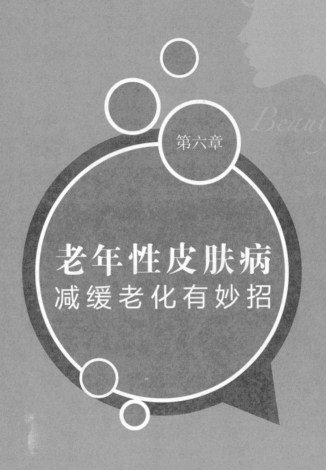

第六章

老年性皮肤病
减缓老化有妙招

:: 脂溢性角化 ::

脂溢性角化病又称为老年疣、老年斑、基底细胞乳头瘤，是一种临床最常见的良性皮肤肿瘤，好发于头皮、面部、躯干、上肢、手背等部位，但不累及掌、跖。开始为淡褐色斑疹或扁平丘疹，表面光滑或略呈乳头瘤状，随年龄而增大，数目增多，直径多为 0.1 ～ 1cm，或数厘米，境界清楚，表面呈乳头瘤样，有油腻性痂，痂容易刮除。有些损害色素沉着可非常显著，呈深棕色或黑色，陈旧性损害的颜色变异很大，可呈正常皮色、淡褐色、暗褐色或黑色。

美美关键词　　**老化　　防晒**

一、小故事

❶ 老张，70 多岁，太阳穴处无明显诱因长了几个褐色斑块，还有小丘疹，没有痒痛和其他不舒服。平时皮肤比较干燥，没有使用洁面乳等护肤品，从来不防晒。身体比较壮实，没有注意饮食，油腻辛辣的食物都有吃，饮水较少，大便易秘结，平时有锻炼身体，睡眠比较规律。

❷ 小杨，35 岁，公务员，工作不忙也不闲，上下班搭乘公交车很方便。最近偶然发现双侧面部出现小斑点，开始没在意，后来数量越来越多，到医院皮肤科就诊，医生仔细看了皮疹之后，说她的左侧皮疹比右侧要多些，问她是不是平时晒太阳左侧晒得多些，她仔细回想了一下，自己喜欢坐在车窗旁的座位上，向左侧看，这样的位置造成左侧面部接受日晒确实是比右侧要多些。

二、中西医对本病的认识

1. 西医的认识

脂溢性角化的发病主要与皮肤衰老、内分泌因素、皮脂分泌增多、日光照射、家族遗传性有关。

紫外线对皮肤角质层的损伤、皮肤免疫功能降低，角质层水合能力下降及皮肤组织再生能力下降，使人体内抗氧化能力降低，大量的氧自由基产生，引起脂质的过氧化，脂质过氧化反应的最终产物是丙二醛（MDA），丙二醛具有强烈的交联性质，它能与体内含游离氨基的磷脂、酰乙醇胺、蛋白质或核酸等生物大分子交联形成脂褐质。脂褐质难溶于水，不易被排除，所以在皮肤细胞内大量堆集，出现黄褐色的老年斑。

本病大多发生于 40 岁以后，在白种人群中更常见，男女发病率相同。临床上有几种特殊类型：

（1）刺激性脂溢性角化病：发生于皮质溢出部位或摩擦部位，皮损可因被刺激而发生炎症，基底变红，表面呈不规则增生。

（2）发疹性脂溢性角化病：短期内突然发生并迅速增多。应注意是否有并发内脏肿瘤。

（3）灰泥角化病：主要发生于老年人，好发于下肢，皮损为多发角化性丘疹，容易被剥去，不出血。

2. 中医的认识

中医称本病为"老年斑""寿斑"，因年老者长此斑而得名。中医认为，老年人年老体衰，气血亏虚，肾精不足，不能润悦肌肤。加之感受污秽之物侵蚀以及邪毒等物的袭击，致使邪毒壅结，气滞血瘀，而生斑

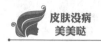
块、丘疹。

三、自己动手解决问题

1.饮食

（1）饮食宜忌

平素饮食宜清淡，减少脂肪的摄入，多吃新鲜的蔬菜、水果，补充维生素，少吃甜食、饮料，多吃黑芝麻、莲子、核桃等抗衰老美容食物。适当锻炼身体，加快新陈代谢废物排泄，提高免疫力。保持年轻的心态、健康的心理、愉快的精神也是延缓衰老的好方法。

（2）食疗方

①银耳汤：取水发银耳50g，加入红枣、枸杞、冰糖，慢火炖烂后食用，每天一次。银耳富有天然植物性胶质，外加其具有滋阴的作用，是可以长期服用的良好润肤食品。

②消斑食疗汤：丝瓜络10g，僵蚕、茯苓、白菊花各10g，珍珠母20g，红枣10枚，玫瑰花3朵。将前6种药料煎汤20分钟，于停火前3～5分钟时加入玫瑰花。分2次服用，每日1剂。用于祛斑一般10天可见效。丝瓜络味甘，无毒，食药多用，功效有祛风化痰、凉血解毒、通经络、行血脉等作用。其他中药则有减轻色素沉着作用。

③山药猪肾薏米粥：取猪肾1个，去筋膜、臊腺，切碎洗净，与100g切小块的山药、150g粳米、50g薏米加水适量，用小火煮成粥，加调味品分顿食，每周1～2次。

④核桃芝麻糊：取核桃仁30g，牛奶250g，豆浆200g，芝麻

25g，芝麻、核桃磨碎后与牛奶、豆浆调匀，放入锅中煮沸，再加适量蜂蜜，分早晚各服 1 碗。

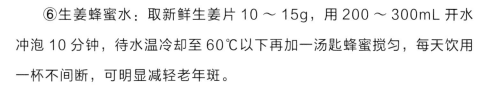

⑤茶水：茶叶中的茶多酚能阻挡紫外线和清除紫外线诱导的自由基，从而保护表皮细胞的正常功能，预防脂质氧化，抑制黑色素细胞的异常活动，从而减轻色素沉着。

⑥生姜蜂蜜水：取新鲜生姜片 10 ～ 15g，用 200 ～ 300mL 开水冲泡 10 分钟，待水温冷却至 60℃以下再加一汤匙蜂蜜搅匀，每天饮用一杯不间断，可明显减轻老年斑。

⑦芹菜果汁方：芹菜、红萝卜各 50g，雪梨 1 个，苹果半个，柠檬 1/6 个。先将芹菜、红萝卜、雪梨、苹果洗净，放入搅拌机中打成汁，再将柠檬汁加入饮用，隔日 1 次。

2.外用调护法

（1）杏仁鸡蛋清涂面方

杏仁去皮捣成泥，与鸡蛋清调匀，每晚睡前涂面，第二天早上用清水洗去，可预防老年斑的生成。

（2）中药面膜

选用具有活血化瘀、美白润肤作用的中药，常用黄芪、白芷、白茯苓、玫瑰花、红花、丹参等。将药物粉碎为末，过 120 目筛，备用。用时先清洁面部，取药粉 30g，加淀粉 20g，用温水调成糊状，敷于面

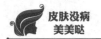
部，保留 30 分钟后去除，每日或隔日 1 次。

3. 安全小成药

珍珠口服液：每次 20mL，一日 2 次，连服 60 天。珍珠具有清热解毒、养阴生肌等功效，珍珠口服液可提高 SOD（超氧化物歧化酶）和 GSH-Px（谷胱甘肽过氧化物酶）的活性，降低脂褐质的含量，增强机体消灭自由基的能力，使脂质过氧化过程减弱，具有养颜祛斑的作用。

四、医师箴言

1. 诊前注意事项

本病一般不需要治疗。由于美容原因需要治疗时，可采用二氧化碳激光、液氮冷冻、铒激光或手术切除等疗法。

老年斑虽可预防或延缓，但如面部已经出现老年斑，且面积已较大，特别是为防止老年斑恶变，应及时到医院检查、诊断和治疗，不要延误。如果病变开始时为不规则色素斑，然后逐渐向四周扩大，直径数厘米，边缘不整齐，并出现一边扩展一边消退，消退后的皮肤颜色变浅，又处在暴露部位，特别是面部者；病变部位出现不规则硬块，之后发展为结节，表面溃烂者，均应及时去正规医院就诊。

此外，身体裸露处要避免紫外线长时间的照射，不要用手去搔抓或用针挑拨，更不能任意涂抹具有腐蚀或刺激性的药物。必要时，可在医生指导下选用冷冻或激光治疗来消除老年斑。

2. 正确护肤

（1）重视保湿

通常老年人的皮肤因为老化，锁水能力下降，容易干燥，而干燥会加快皮肤老化，更容易产生脂溢性角化，因此保湿工作是很重要的。保湿不仅能预防皮肤老年斑，还能给皮肤补充生理水，对皮肤的护理也大有裨益。老年人冬季洗澡尽量不要使用沐浴露，因为冬季出汗较少，用合适温度的水冲洗干净即可，避免破坏皮肤表层的油脂，浴后需涂抹润肤露或润肤霜。

（2）加强防晒

防晒不仅可以减轻紫外线对皮肤的直接损伤，而且可以控制自由基生成增多，对于减少黑色素和脂褐素形成、预防或延缓黄褐斑和老年斑的发生和发展有重要作用。平时应注意打遮阳伞、戴遮阳帽、用防晒霜，并尽量避免烈日或强紫外线时外出。每天早中午涂抹防晒霜，SPF 至少大于 30。对于中老年人而言，遮阳伞防晒效果会比防晒霜好，因为中老年人皮肤角质化厉害，锁水力不强，如果再加上化学防晒剂的刺激，就容易发生瘙痒等不适症状。

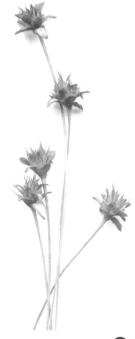

（3）如何选择护肤品

洁面乳：理想的洁面产品应该是既洗得干净，又不感觉紧绷。皂类容易刺激娇弱的面部皮肤，破坏皮脂膜，不建议使用。晚上使用泡沫洁面乳，可以有效清洁面部的灰尘和油脂等，早上则宜使用无泡沫或少泡沫的性质柔和的洁面乳，温柔清洁面部皮肤，减少刺激。

乳液和面霜：皮肤干燥者建议使用为干性皮肤设计的保湿乳液和含有抗氧化功效的晚霜，含有油脂，滋润效果佳，薄涂于面部即可。如果皮肤容易出油，建议选择乳液和感觉较为清爽的面霜，以免造成毛孔堵塞。

（4）如何选择化妆品

化妆品最好选择带有防晒功能的，进一步加强防晒作用，预防光老化。皮肤干燥者避免使用粉剂，多使用霜膏类用品，如粉底霜和BB霜。